生体臓器移植ドナーの意思確認に関する指針

日本総合病院精神医学会治療指針 6

日本総合病院精神医学会
治療戦略検討委員会・臓器移植関連委員会
（主担当：西村勝治）

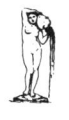

星 和 書 店

Seiwa Shoten Publishers

2-5 Kamitakaido 1-Chome
Suginamiku Tokyo 168-0074, Japan

Guideline for Confirmation of Decision-Making Involved in Living Organ Donation

Japanese Society of General Hospital Psychiatry
Practice Guideline 6

by

Committee on Treatment Strategy and Tactics
Committee on Organ Transplant Psychiatry
Katsuji Nishimura, M.D., Ph.D.

©2013 by Seiwa Shoten Publishers, Tokyo

企画・編集

日本総合病院精神医学会
治療戦略検討委員会・臓器移植関連委員会
移植精神医学ワーキンググループ
（主担当：西村勝治）

執筆者

川嵜	弘詔	（九州大学大学院医学研究院精神病態医学）
光安	博志	（九州大学病院精神科神経科）
南里	幸一郎	（九州大学病院精神科神経科）
野間	俊一	（京都大学大学院医学研究科精神医学）
上原	美奈子	（京都大学大学院医学研究科精神医学）
井山	なおみ	（京都大学附属病院臓器移植医療部／福島県立医科大学医学部臓器再生外科・移植コーディネーター）
梅谷	由美	（京都大学附属病院臓器移植医療部・レシピエント移植コーディネーター）
西村	勝治	（東京女子医科大学医学部精神医学教室）
小林	清香	（東京女子医科大学病院神経精神科・臨床心理士）
岡部	祥	（東京女子医科大学病院移植支援室・レシピエント移植コーディネーター）
桂川	修一	（東邦大学医学部精神神経医学講座（佐倉））
木村	宏之	（名古屋大学医学部附属病院精神科）

（所属名五十音順）

「生体臓器移植ドナーの意思確認に関する指針」作成の趣旨

　日本における生体臓器移植の件数は増加傾向にある。それに伴い，医療倫理の立場から精神科医に求められる役割も大きくなった。特に，2007年の日本移植学会倫理指針の改定で求められた「精神科医などの第三者」による生体臓器ドナー候補者の「自発的提供意思の確認」は，従来の精神科医療の枠を超えた医療倫理コンサルテーションの新たな課題となった。

　以後，移植医療の行われる施設の中でそれぞれの精神科医が試行錯誤を繰り返してきたが，2009年には施設を超えた移植精神医学ワーキンググループが有志によって立ち上げられた。このワーキンググループには精神科医ばかりでなく，臨床心理士やレシピエント移植コーディネーターも名を連ね，ディスカッションを積み重ねてきた。2010年にはこの活動が発展し，日本総合病院精神医学会の治療戦略検討委員会の部会として「生体臓器移植ドナーの意

思確認に関する指針」作成小委員会が設置され，さらに 2012 年には同学会において臓器移植関連委員会として独立し，活動を引き継いだ．

　本稿ではこのワーキンググループの中で蓄積されてきた知見を集約した．今後，移植医療の発展に伴い，この要件に出会う精神科医はますます増えていくものと思われる．その際，施設を超えて一定のコンセンサスを得た評価が行われることが，精神科医の関与の妥当性，信頼性を支えるものとなるだろう．

　この指針はさらに経験を積み重ねながら改訂されてゆくべきものであるが，現時点での指針として活用していただければ幸いである．

　この指針は 2012 年 5 月 19 日に本学会理事会にて承認を得たが，同年 9 月の日本移植学会倫理指針改正に基づき修正を行い，2013 年 5 月に日本移植学会からコメント，同年 8 月にパブリックコメントを得て完成した．上記のように本指針はその作成の経緯から日本総合病院精神医学会の治療戦略検討委員会と臓器移植関連委員会の両委員会による指針として出版される．なお，この指針に関して，いかなる

原因で生じた問題に対しても著者および本学会は免責される。

2013 年 9 月
日本総合病院精神医学会
治療戦略検討委員会・臓器移植関連委員会
主担当　西村勝治

謝　辞

日本移植学会には貴重なコメントをいただき，感謝申し上げます。

目 次

「生体臓器移植ドナーの意思確認に関する指針」

　作成の趣旨　v

謝辞　viii

第1章　「第三者」による意思確認が求められるに至った経緯 ── 1

1. 臓器移植の種類　1
2. 我が国の生体臓器移植の歴史と現状　2
3. 生体臓器ドナーにおける倫理的問題　4
   1) 渡航移植とイスタンブール宣言　4
   2) 日本移植学会倫理指針の改正　5
   3) 肝移植における特殊性　10
4. 精神科医の役割についての警鐘　11

第2章　「第三者」の立場と役割 ── 13

1. 移植医療における「第三者」と精神科医などの役割　13
2. 「第三者」としての中立性　15
3. 中立性を担保するシステム　16

第3章 「第三者」面接の実態 ―― 19

1. 生体ドナーとなるための前提 19
2. 「第三者」面接の目的 20
   1) 倫理指針に基づく適格性評価 20
   2) 提供後の心理社会的機能維持のための評価 21
3. 「第三者」面接の実際 22
   1) 面接の時期 22
   2) 面接の構造 23
   3) 評価のポイント 23
      a. 提供意思の「自発性」 23
      b. 意思決定能力 25
   4) 面接の進めかた 26
   5) 面接結果のフィードバック 29
4. 特別な対応を要するケース 29
   1) 提供の強制，心理的な圧力が明らかになった場合 29
   2) ドナー候補者が提供しない決断をした場合 32

第4章　考慮すべき事柄 ───── 33

1. 意思決定能力が問われるケース（未成年者・精神疾患患者・知的障害者・認知症患者など）　33
   1) 未成年者の場合　35
   2) 精神疾患がある場合　37
   3) 知的障害がある場合　39
   4) 認知症／高次脳機能障害がある場合　39
2. 肝移植における生命的・時間的切迫の高いとき　40
   1) 緊急依頼には柔軟に対応する　41
   2) 時間と場所の確保　41
   3) 切迫した状況を考慮する　42
   4) ドナーの葛藤について　43

第5章　多職種連携と意思決定支援 ───── 45

1. 意思決定支援が求められる根拠　45
2. 意思決定支援を行う者とは　46
3. 意思決定支援はどう行われるべきか
   ──意思決定支援と意思確認の関係　47
4. 意思決定支援の流れ　48

5. 意思決定支援のポイント　50
   1）自分の言葉で語らせる　50
   2）情報の誤解や情報不足から生じる問題に
      対応する　52
   3）レシピエントや家族との関係性が変わること
      への不安に対応する　52
6. 移植チームへのフィードバック　53
7. 意思決定支援者が「中立的な立場」を守る
   重要性　53
8. 「第三者」による意思確認の後も支援を
   継続する　55
9. 肝移植の特殊性に配慮した意思決定支援　56
   1）時間的余裕がある場合　56
   2）緊急時の対応　57
   3）家族の背景や社会的側面への配慮　58

補　記　アルコール関連肝不全に対する肝移植　61

付　録　日本移植学会倫理指針（2012年改正）　65

参考文献　83

索　引　91

第 1 章
「第三者」による意思確認が求められるに至った経緯

1. 臓器移植の種類

　臓器移植の歴史は長い。最も歴史の古いものは皮膚／角膜移植であり[1]，1970年代以降には骨髄移植も発展した[2]。臓器移植には脳死，あるいは心停止した人から提供された臓器を移植するもの（脳死移植，心停止移植）と，健康な人の臓器の一部を移植するもの（生体移植）がある。脳死・心停止後の臓器移植では，臓器移植法（1997年に定められた臓器の移植に関する法律）によって，角膜，心臓，肺，肝臓，腎臓，膵臓，小腸が移植できる臓器として定められている。一方，生体からの移植では，臓器の一部を摘出しても臓器を提供した人の生命に影響がなく，かつ，移植を受けた人も提供された一部の臓器によって生命や失われた機能を回復できる臓器しか移植することはできない。臓器が2つあり，

片方だけでも生命を維持できる腎臓，一部分を失っても生命を維持できる肺と膵臓，再生能力があり，一部分を失ったり，一部分の移植を受けても，ほぼ元の大きさまで戻る肝臓が生体移植の対象となる。皮膚，心臓弁，血管，耳小骨，気管，骨などのいわゆる組織については，臓器移植法で規定されてはいないが提供は可能であり，家族の承諾によって提供することができる。

2. 我が国の生体臓器移植の歴史と現状

腎移植は欧米と時を経ず，1956年に初めて行われた。生体腎移植が初めて実施されたのは1964年であり，慢性腎不全患者に対してであった[1]。以後，腎移植数は増加し，2006年には年間実施総数が1000例を超えた。このうち生体腎移植が8割以上を占めている[3]。また肝移植は1964年に初めて実施され，生体部分肝移植は1989年に初めて行われた。それ以降，生体移植が大部分を占めるという我が国独自の歴史を歩むようになっている。1997年の臓器移植法制定後は脳死肝移植も行われているものの，生体肝移植の数は依然として多い[3,4]。

2010年の1年間の移植件数は，心臓移植23件（2011年では31件）。肝臓移植は脳死移植30件，

第1章 「第三者」による意思確認が求められるに至った経緯　3

■表1-1　臓器移植の種類と症例数の推移[5]

年	1999	2000	2001	2002	2003	2004	2005
心臓	3	3	6	5	—	6	6
肝臓（脳死）	2	6	6	7	2	3	4
肝臓（生体）	251	327	417	434	440	551	586
腎臓（脳死＋心停止）	158	146	151	122	138	173	160
腎臓（生体）	566	603	554	637	728	731	835
膵臓（脳死＋心停止）	0	1	6	3	2	5	6
膵臓（生体）	—	—	—	—	—	3	2
肺（脳死）	0	3	6	4	2	4	5
肺（生体）	0	4	8	12	9	11	4

（下段につづく）

年	2006	2007	2008	2009	2010	2011
心臓	10	10	11	7	23	31
肝臓（脳死）	5	10	13	7	30	—
肝臓（生体）	505	433	464	464	443	—
腎臓（脳死＋心停止）	197	189	210	189	208	—
腎臓（生体）	942	1043	994	1123	1276	—
膵臓（脳死＋心停止）	9	12	10	7	25	—
膵臓（生体）	4	5	1	5	2	—
肺（脳死）	6	9	14	9	25	—
肺（生体）	8	9	11	12	11	—

＊膵臓移植には並行して腎臓移植を行った症例を含む

生体移植443件（2011年11月末で脳死移植が38件，生体移植が443件）。腎臓移植は献腎移植（脳死，心停止を併せたもの）が208件，生体移植が1276件。膵臓移植は脳死移植25件，生体移植2件。肺移植は脳死移植が25件，生体移植が11件となっている[5]（表1-1）。

このように腎臓と肝臓以外の生体臓器移植症例はまだ限定されているため，本指針は腎移植と肝移植のドナー評価を主目的に作成している。

3. 生体臓器ドナーにおける倫理的問題

臓器移植は死体からの臓器提供によってなされるのが本来望ましい在りかたであるが，臓器移植の希望に対して提供できるドナーが非常に少ないという現実があって，やむなく生体ドナーからの臓器提供を認めてきた。当初は，生体臓器移植（腎臓，肝臓）の多くは小児患者を対象とし，大部分は親がドナーであった。その後，成人患者も多く対象に含まれるようになると，生体ドナーをめぐってさまざまな倫理的な問題が顕在化するようになった。

1）渡航移植とイスタンブール宣言

その1つが海外渡航移植の問題である。腎臓の海外渡航移植について正確な統計はとられていないが，厚生労働省研究班によって2006年1月から3月にかけて渡航移植の調査がなされている。調査実施時点で，我が国の移植施設における渡航腎移植外来通院者は198名であり，海外9カ国で腎移植を受けていたが，実際の渡航腎移植患者数はさらに多い

ものと推察されている[5]。

2008年5月，国際移植学会において，臓器取引（移植用臓器の摘出が搾取の目的でなされる），移植商業主義（臓器を商品として取り扱う），移植のための渡航（このうち，臓器取引や移植商業主義の要素が含まれたり，自国民の移植の機会を減少させる場合は「移植ツーリズム」と呼ばれる）に反対するイスタンブール宣言[6]が出された。これによって腎移植も含めた臓器移植は自国で行うべきであるという世界的「自給自足」の方向性が示され，原則海外渡航移植が否定されることとなった。イスタンブール宣言には，生体ドナーへの適切なケアがなされることが強調されており，その中には，メンタルヘルス専門家による心理社会的な評価も受けるべきという勧告も含まれている（表1-2）。

2）日本移植学会倫理指針の改正

イスタンブール宣言に先立ち，2006年10月に宇和島市の腎不全患者の男と内縁関係にあった女が，金品と引き換えに知人女性の腎臓を譲り受けたとして臓器移植法違反容疑で逮捕，起訴されるという事件が起こった。日本移植学会は直ちに「生体腎移植の提供に関する補遺」[7]を発表し，続いて倫理指針を改定[8]した。2012年にはこれらを1つにまとめ，

■表1-2 イスタンブール宣言（抜粋）[6]

移植ツーリズム，臓器取引，移植商業主義に反対し，生体ドナーの保護と安全性，高潔な行為に対する適切な社会認識が確保されるために，
1. 政府の代表者や市民団体によって，生体ドナーによる提供行為は，高潔で栄誉あるものとみなされるべきである。
2. 医学的・心理社会的観点からみた生体ドナーの適性についての決定は，アムステルダムとバンクーバーでのフォーラムの勧告に従って行われるべきである。
    a. インフォームド・コンセントには，臓器提供のプロセスによるドナーへの心理的な影響の評価を含め，ドナーの理解度についての評価項目も組み入れられるべきである。
    b. 全てのドナーは，スクリーニングの過程において，メンタルヘルスの専門家による心理社会的な評価を受けるべきである。
3. 臓器取引，移植商業主義，移植ツーリズムの被害者となった人々も含めたドナーの保護において，このような行為を禁止するのは全ての国々の重大な責務である。
4. 臓器提供の標準化，透明性，説明責任の担保は，社会システムのなかで確保されるべきである。
    a. 摘出過程やフォローアップも含めて透明性が確保されなければならない。
    b. 臓器提供とフォローアップの双方の過程について説明された上で，同意が取得されるべきである。
5. （略）

さらに内容を改定した倫理指針[9]が発表された（表1-3）。

一方，臓器提供の自発性が問題となる場合もある。実際，ドナー候補が提供を強制されたり，心理的な圧力をかけられたりすることもある。かつて

■表 1-3　日本移植学会倫理指針（抜粋）[9]

［2］生体臓器移植
(1) ドナーの条件とインフォームド・コンセント
健常であるドナーに侵襲を及ぼすような医療行為は本来望ましくない。特に臓器の摘出によって，生体の機能に著しい影響を与える危険性が高い場合には，これを避けるべきである。やむを得ずこれを行う場合には，国際社会の通念となっているWHO指導指針（1991年，2010年改定），国際移植学会倫理指針（1994年），イスタンブール宣言（2008年），「臓器の移植に関する法律」の運用に関する指針（ガイドライン）等を参考にして，ドナーに関しては以下のことを遵守する。

①親族に限定する。親族とは6親等内の血族，配偶者と3親等内の姻族をいう。
②親族に該当しない場合，当該医療機関の倫理委員会において，症例毎に個別に承認を受けるものとする。その際に留意すべき点としては，有償提供の回避策，任意性の担保等があげられる。さらに，事前に日本移植学会倫理委員会に意見を求めなければならない。
③提供は本人の自発的な意思によって行われるべきものであり，報酬を目的とするものであってはならない。ドナーとレシピエントとの間に金銭授受などの利益供与が疑われる場合は，提供に至るプロセスを即座に中止する。
④提供意思が他からの強制ではないことを家族以外の第三者が確認をする[i]。「第三者」とは，ドナーの権利保護の立場にある者で，かつ倫理委員会が指名する精神科医等の複数の者をいう。
⑤主治医はドナーが本人であることを確認したことを診療録に記載するとともに[ii]，親族関係に関する公的証明書の写しを添付する。
⑥ドナーからインフォームド・コンセントを得る場合には，ドナーにおける危険性，およびレシピエン

（次ページにつづく）

■表 1-3　日本移植学会倫理指針[9]（つづき）

　　　　　トにおける移植医療による効果と危険性について説明
　　　　　し，書面により移植の同意を得なければならない。[iii]
　　　⑦未成年者ならびに自己決定能力に疑いのある場合に
　　　　は，ドナーとしてはならない。ただし，18歳から19歳
　　　　の未成年者については，以下の条件が満たされていれ
　　　　ば，親族間の臓器提供が認められる場合がある。
　　　　　・ドナーが成人に匹敵する判断能力を有していること
　　　　　　が精神科医等によって認められていること。
　　　　　・ドナーが十分な説明を受けた上で書面により同意し
　　　　　　ていること。
　　　　　・当該医療機関の倫理委員会が個別の事例としてド
　　　　　　ナーとなることを承認していること。
　　　　　・ドナーの同意とともに親権者，または未成年者後見
　　　　　　人からも書面による承諾が得られていること。
　　　　　・事前に日本移植学会倫理委員会に意見を求めるこ
　　　　　　と。ただし，緊急の場合にはこの限りではないが，
　　　　　　移植手術後，上記を証する書類とともに，概要を
　　　　　　日本移植学会倫理委員会に報告すること。
　　　⑧いわゆるドミノ移植の一次レシピエントは，「生体移植
　　　　のドナー」として扱うが，当該医療機関の倫理委員会
　　　　による個別の移植およびドナーとして承認を受けるも
　　　　のとする。その際に留意すべき点としては，当該臓器
　　　　の摘出が医学的に妥当であること，その旨を本人に説
　　　　明した上で書面による同意が得られていること，当該
　　　　臓器の医学的特性が本人に十分に説明され書面による
　　　　同意が得られていることなどが挙げられる。
　（2）（略）
　（3）ドナーの権利保護
　　　①ドナーの提供意思は尊重されなければならないが，臓
　　　　器提供においては，心理的，その他何らかの圧力がな
　　　　いことが，十分に確認される必要がある。
　　　②臓器提供にあたって，十分な術前検査の実施，周術期
　　　　のケア等，ドナーの医学的安全性の確保に配慮される
　　　　必要がある。
　（4）（略）

（↗）

i 最終的なドナーの自発的意思の確認は第三者による面接によって行う。その上で，第三者による「ドナーの自発的意思の確認」を得る。ドナー候補者が複数の場合も同様の手順とする。

ii ドナーの「本人確認」：「顔写真つきの公的証明書」，または，「複数の顔写真のついていない公的証明書」で確認する。主治医は確認したことを診療録に記載する。前記が困難な場合は，倫理委員会に本人確認のための資料を提出し，倫理委員会が本人確認された旨を決定する。

iii 主治医がドナーに臓器提供手術について文書を用いて説明する。この文書には，術前・術後の危険性についての詳細な内容が記載されている必要がある。

ドナーは臓器提供に関する十分な知識を得た後で「臓器提供の承諾書」に署名する。そのために，当該医療機関は，1）ドナーが十分な時間をかけて意思決定出来るよう，一旦説明文書を持ち帰り考慮期間を設けること，2）ドナーが質疑応答によって臓器提供に関する十分な知識を得ることができる医療相談体制を整えること。それには主治医だけではなく，レシピエントコーディネーターや看護師，臨床心理士，MSW（メディカルソーシャルワーカー）等によるドナーの意思決定を支援できる医療体制を整備することが望ましい。

ドナーは自発的意思で提供するという同意の上で，「臓器提供の承諾書」に署名する。その際，ドナーの家族も，提供することを理解していること。

ドナーは提供手術が実施されるまで，提供の意思をいつでも撤回できることを，医療者は保障する。

精神科の視点から70例の腎移植患者の調査を通して，ドナー決定の際のトラブルや問題点として次の3つが挙げられた。①レシピエントの希望があまりに強く，家族へ重圧がかかっていたもの，②ドナーからレシピエントへの過大な期待や賠償要求が目

立ったもの，③家族内の"black sheep"（例：精神障害者ないし問題者）がドナーにさせられていたもの[10]。

移植医もレシピエントの治療を優先するあまり，無意識のうちにドナー候補に提供を期待し，心理的な圧力をかけてしまう危険性がある。このため，移植医以外の看護師，ケースワーカー，精神科医，臨床心理士がドナー決定の過程に関与することが求められるようになった[11]。全国には精神科医が不在の腎移植施設もあるが，移植医ではない「第三者」によるドナーの自発意思の確認は今や必須のプロセスとなっている。

3）肝移植における特殊性

生体肝移植の場合，腎移植と違って代替医療がないため，ドナー決定の過程でドナー候補者にかかる心理的な負担はたいへん大きい。とりわけ特に一刻を争う劇症肝炎の移植の際には心理的な負担が先鋭化することが指摘されている[4]。

我が国で脳死肝移植を含め肝移植を行っている医療機関は2012年3月時点で22カ所あり，腎移植を行っている医療機関に比べて限られている[3]（表1-4）。肝移植を行う機関の多くでは適応評価委員会や倫理委員会等で移植の適否について検討が行われ

■表 1-4　日本国内の肝臓移植施設（2012 年）[3]

- 信州大学医学部附属病院
- 京都大学医学部附属病院
- 東北大学病院
- 名古屋大学医学部附属病院
- 大阪大学医学部附属病院
- 岡山大学病院
- 九州大学病院
- 北海道大学病院
- 東京大学医学部附属病院
- 慶応義塾大学病院
- 新潟大学医歯学総合病院
- 広島大学病院
- 長崎大学病院
- 自治医科大学附属病院（18 歳未満限定）
- 独立行政法人国立成育医療研究センター（18 歳未満限定）
- 順天堂医学部附属順天堂医院
- 金沢大学附属病院
- 国立大学法人三重大学附属病院
- 京都府立医科大学附属病院
- 神戸大学医学部附属病院
- 熊本大学医学部附属病院
- 岩手医科大学附属病院

ており，移植医だけの判断に偏ることなく，精神科医などの「第三者」が中立的な立場で関与しやすい状況にあると思われる。

4. 精神科医の役割についての警鐘

「第三者」に指名された精神科医の立場の難しさ

も指摘しておきたい[12]。移植医とドナー，レシピエントの間では臓器移植を行う意思は確定しており，すでに手術予定まで組まれてしまっている中では，ドナーによほどの問題がない限り，精神科側として否定的な意見を述べることは難しい。精神科の判断は単に移植を進めるための通過点ではなく，専門の立場から候補者がドナーとして不適切と判断した場合にはその意見が尊重されるように，移植医と信頼関係を構築していく努力も必要であろう。

第2章

「第三者」の立場と役割

1. 移植医療における「第三者」と精神科医等の役割

 日本移植学会倫理指針において「第三者」という文言が初めて現われたのは2006年11月13日付の生体腎移植の提供に関する補遺[7]（**第1章表1-3**）である。ここで生体臓器ドナーを規定する項目の中に，精神科医という言葉が初めて記載され，生体臓器移植の医療現場において，精神科医が一定の役割を果たすことが要請された。

 「第三者」とは「ドナーの権利保護の立場にある者で，かつ，倫理委員会が指名する精神科医等の複数の者」（2012年9月20日に出された同指針の最新の改正版[9]（**第1章表1-3**）と規定され，「提供意思が他からの強制ではないことを家族以外の第三者が確認をする」ことが求められている。

 一方，同倫理指針では「精神科医等」が行うべき

役割を以下のように規定している。

「未成年者ならびに自己決定能力に疑いのある場合には、ドナーとしてはならない。ただし、18歳から19歳の未成年者については、以下の条件が満たされていれば、親族間の臓器提供が認められる場合がある。ドナーが成人に匹敵する判断能力を有していることが<u>精神科医等によって認められていること</u>（以下、略）。」（下線加筆）

このように、「第三者」と精神科医とは必ずしも同一の役割と規定されているわけではないが、精神科医が「第三者」の役割をとる場合には両者の役割を担うことになる（表2-1）。精神科医が当該施設に

■表 2-1　日本移植学会倫理指針（2012）において「第三者」・精神科医等に求められている役割

「第三者」に求められる役割
・ドナーの権利保護の立場に立つこと。
・提供意思が他からの強制ではないことを確認すること。
・最終的なドナーの自発的意思の確認を面接によって行うこと。

精神科医等に求められる役割
・18歳から19歳の未成年者が臓器提供を行ううえで成人に匹敵する判断能力が有ることを証明すること。
・（自己決定能力に疑いのないことの証明をすること）*

*日本移植学会倫理指針（2012）では「自己決定能力に疑いのある場合には、ドナーとしてはならない」との記載があるが、その判定が難しい場合には精神科医に意見が求められる可能性がある。

不在の場合には，両者の役割を精神科医以外の者が行うことが可能であるが，適宜，精神科医からの助言を受けることが望ましい。

以下は，精神科医が「第三者」に任命された場合を前提に記載する。

2. 「第三者」としての中立性

通常，生体臓器移植のレシピエントおよびドナー候補者が，移植医療を決定するまでのプロセスは非常に複雑である。また，ドナー決定のプロセスにも，家族（親族，血族，姻族）などのさまざまな意見と折衝，種々の外的・内的要因が交絡する。さらにこのプロセスに関する記憶は，その状況に参加する者の主観的体験として歪曲されている可能性もある。「第三者」としての中立性を保持するうえでは，ある人（レシピエントでもドナー候補者でもそれ以外でも）が語る，ひとつの主観的なプロセスに縛られず，プロセスを再構築し，その妥当性を判断する必要がある。

「第三者」面接において，来談した者が必ずしも真意を述べる保証はない。レシピエントの救命や移植による利益を優先するために，家族に存在する葛藤や有言無言の臓器提供への心理的圧力も隠蔽され

うる。こうした問題は1回の精神科面接では明らかにならないことも多い。面接の場で真実を話さなくてはならないという罰則や制限などの法的な規定はなく，現実的にはその言動を信じるしかない状況であるといえよう。

面接中の中立的な態度も常に心掛ける必要がある。「第三者」があまりに保守的で杓子定規な判断を行うことは，ドナー候補者が胸襟を開いて話をすることの妨げになる。また，ドナーに肩入れしすぎる立ち位置に陥ることになっても，適切な判断を妨げる。一方で，レシピエントや移植医療サイドに肩入れしすぎれば，その「第三者」の姿勢自体がドナー候補者への圧力となることも十分に留意する必要がある[13]。

3. 中立性を担保するシステム

「第三者」の多くは移植医療の行われる医療施設の一員である。その組織の中にいながら中立性を担保することには困難がつきまとう。

「第三者」による意思確認面接において，ドナーとして適格ではないと「第三者」が判断した場合，移植医療チームの期待に反する発言を余儀なくされる。また，それによって移植が行われなくなった場

合にはレシピエントには厳しい結果がもたらされるという重圧がかかる。「第三者」としての評価の妥当性が問われる場合もあるだろう。こうした際のリスクマネージメントを組織の中で考えておくことも，中立性の担保の観点からは欠かせない。

　「第三者」の役割を担うものを複数置くことによって，判断の難しい場合においても，合議によって結論を出すことのできるシステムとなり，特に有効である。さらに「第三者」のみでの判断が難しい場合には，必要に応じて倫理委員会の審査を受ける，日本移植学会倫理委員会への申請を行うことによって，より透明性と中立性を持った判断が可能となる[13]。

第3章
「第三者」面接の実態

1. 生体ドナーとなるための前提

 一般に，生体臓器移植のために臓器を提供しようとする者は以下の前提を満たす必要があり，臓器提供にあたって冷静かつ合理的な意思決定が求められる[14-16]。

1) 十分な意思決定能力を有している
2) 他からの強制ではなく，自発的に提供を希望している
3) 報酬（金銭授受などの利益供与）を目的としていない
4) 医学的，心理社会的に適格である
5) ドナーおよびレシピエントのリスク・ベネフィット，可能な代替治療について十分な情報を得ている

 4) の医学的，心理学的適格は無害性（non-

maleficence）の担保，すなわち臓器提供後も心身の健康を維持できることを意味している[18,19]。5）では，本来健康なドナーが臓器提供によって得られる医学的なベネフィットはないが（例外として，ドナー評価のための検査によって癌などの病気が見つかる場合がある），レシピエントを助けることができるという精神的な満足感などがベネフィットとなる[14]。

我が国では生体臓器提供は親族（6親等内の血族，配偶者と3親等内の姻族を指す）に限定されているが[9]，このような制限によって，2）の自発性・任意性や3）の無償性を確保するという背景がある[20]。

2.「第三者」面接の目的

生体ドナー候補者の「自発的意思」の確認が「第三者」を置いてまで求められるのはなぜか。それは最終的にはドナー候補者を守ること（擁護）にある。そのため，1）自発的な意思を持つために十分な適格性があるか，2）その意思に至る心理社会的背景が妥当なものであるか，が評価される必要がある。

1）倫理指針に基づく適格性評価

第2章で述べたように，日本移植学会倫理指針[9]

（2012年9月）（**第1章表1-5**）に則った生体ドナーの適格性のうち，「第三者」・精神科医などに求められるのは，①臓器提供が他からの強制ではなく，自発的意思に基づくものであるか否かの確認，②意思決定能力を有するか否かの評価である。②に関連する遵守事項として「未成年者ならびに自己決定能力に疑いのあるものを対象としない」がある。しかし，未成年者であっても18歳以上で，かつ成人に匹敵する判断能力を有するなど，一定の条件を満たせば，特例として提供可能と認められるため，このような場合の意思決定能力評価も求められる。

　「第三者」に直接求められているわけではないが，金銭授受などの利益供与（臓器売買，報酬目的の提供）がないか否かの確認も記録に残す必要があるだろう。ただし，このことに関連する発言は意図的に隠蔽される可能性が高い。「第三者」の役割を超える要件でもある。

2) 提供後の心理社会的機能維持のための評価

　生体ドナーは医学的に無害性が担保されること，すなわち臓器提供後も健康を維持でき，期待される寿命を全うできることが前提となる。このことは身体的側面ばかりでなく，心理社会的にも同様である[14,18,19]。したがって「第三者」面接では提供後も

ドナーの心理社会的機能が損なわれることがないように，心理社会的に妥当であるかについても評価される。例えば，提供することを家族が理解しているか（家族が理解していない場合，提供後に家族関係に問題が生じることがある），サポート態勢はしっかりしているか，提供後に健康維持のためのセルフケアは可能か，などについて評価し，問題があれば，それを明確にする[14,21,22]。このため評価は長期的な視点のもとに行われるべきである。

3. 「第三者」面接の実際
1) 面接の時期
　ドナー候補者が意思決定をするためには，移植に関する十分な情報を得ていること，意思決定のための十分な考慮期間（cooling-off periods）を置いていることが前提となる。これら，意思決定のための支援（第5章を参照）を受けた後，意思確認のための第三者面接が設定される。

　面接の具体的な時期は指定されていないが，移植までの期間が長すぎるとまだ実感が伴わず，逆に直前だと提供意思を撤回したくてもしづらくなる。移植まで時間的猶予がない劇症肝炎などのケースを除き，移植予定日のおおむね1カ月前あたりに行われている。もちろん，この意思決定面接以降にも意思

撤回がなされる可能性はあり，個別に慎重に対応する必要がある。

2）面接の構造

定式化された面接構造はまだ確立していないが[21,23,24]，レシピエントや他の家族とは別室で個別に面接することが基本である。ドナー候補者の意思を独立のものとして扱い，また意思表明しやすい状況を確保しやすくなるからである。一方，レシピエントを面接に同席させるとドナー候補者とレシピエントの関係性をみることができる。個別面接・同席面接双方の利点を理解し，活用できるとよい。また，レシピエントとも別途，面接を行い，両者の話に齟齬がないか，不自然な感情表出はないかなども参考にする。必要に応じて，両者以外の家族とも面接を行う。

3）評価のポイント

a．提供意思の「自発性」

臓器提供の意思はその人の置かれた家族関係や生活状況の中から生まれてくるものであり，提供の動機や意思決定のプロセスは決して一様ではない。このため提供意思の「自発性」の評価には，心理社会的な視点が欠かせない[15,22,25-27]。そのポイントを表

■表 3-1 生体ドナー候補者の意思確認のための心理社会的評価[15,22,25-27]

- 提供の動機
  - 提供の理由
  - 提供をどのようなプロセスで決心したか
  - 他者からの強制や心理的圧力はないか
  - 移植への期待：現実的で合理的なものか
  - 提供に躊躇していないか（アンビバレンシー）

- レシピエントとの関係

- 臓器提供に対する家族の理解と態度
  - 提供への圧力や反対
  - サポート態勢（心理的なサポート，実務的なサポート）

- 手術や回復に関する知識
  - 手術のリスク，起こりうる合併症，予想される回復時期，費用
  - レシピエント側のリスク，ベネフィット，可能な代替治療

- 精神障害の既往歴・現在症
  - 精神障害（統合失調症，気分障害，不安障害など）
  - パーソナリティ障害
  - 物質使用歴（乱用・依存の症状，アルコールその他の物質の使用量と使用頻度）
  - 自殺念慮・企図の既往
  - 認知症，知的障害

- 意思決定能力

- 心理社会的な状況
  - 夫婦関係，家族関係の安定度，生計
  - 信仰宗旨
  - 職場，家庭などにおける他のストレッサー
  - 会社や学校側のサポート態勢
  - 健康関連行動（肥満，喫煙，飲酒など）：提供後のセルフケア能力を示唆

3-1 に示す。十分な情報を得たうえで自分に見合った冷静な判断ができているか，臓器提供後も健康の維持に必要なセルフケアを行うことが期待できるか，などについて評価する。

　提供の強制や心理的圧力の存在，利益供与は医師（移植医や精神科医）の前では取り繕われ，発覚しにくいことも事実である。むしろ，診察室から出たあと，素の表情を垣間見ることのできる看護師やコーディネーターにこそ問題に気づかれることもある。このような情報を共有できるような体制づくりも必要となる。

　なお，医療者はレシピエント救済の立場にあるため，無意識にドナー候補者に提供を求める姿勢になりがちであることも考慮に入れておく。

b. 意思決定能力

　意思決定能力（competency）は自己決定能力，判断能力，同意能力などと呼ばれ，ほぼ同義に用いられている。Appelbaum は医療を受けるための意思決定能力（治療同意能力）の中核となる4つの要素をあげている[28]。

　①疾患，治療のリスク・ベネフィットなどの医療関連情報を理解する能力（understanding）
　②自らの問題として疾患を認識し，治療が有益で

あることを認識する能力（appreciation）
③治療効果，他の治療との比較，治療の結果もたらされる日常生活への影響について論理的に考える能力（reasoning）
④意思決定を表明する能力（expressing a choice）

　生体ドナーの場合，自身のリスクばかりでなく，レシピエントのリスク・ベネフィットについての理解や認識も含まれるため，意思決定はより複雑になる。

　2007年改正の日本移植学会倫理指針では未成年者とともに，「精神障害者」がドナーから除外された[8]。知的障害者，認知症患者などでも意思決定能力が問題となることはいうまでもないが，その判断は難しいことが少なくない。2012年改正の同指針では，除外項目から「精神障害者」が消え，かわって「自己決定能力に疑いがある者」となった。このことは，「精神障害者」の定義が不明瞭であり，状況により差別につながる恐れがあること，意思決定能力についての適切な評価がこれまで以上に求められることを示している（第4章参照）。

4）面接の進めかた

　定式化された面接方法はない。このため本指針の作成を担当した委員会で概ね妥当と承認された

面接方法を一例として示す。表3-1に示した評価をスムーズに行うために，半構造化されている（表3-2）。面接にはおおむね30分から60分程度をかける。これらの項目について順を追って丁寧に聞いていく中で，誰からどのように情報を得たか，情報の内容が適切で十分か（歪められたり，誤解されたりしていないか），移植のリスク・ベネフィットの理解や認識は十分か，自分に見合った冷静な判断ができているか（移植への過剰な期待，レシピエントへの批判・拒否・過剰な同情，提供への圧力や反対はないか），レシピエントとの関係性はどうか，十分なサポート態勢があるか，ドナー自身のストレス耐性はどうか，健康保持への意識はあるか，ドナーにとって移植はどのような意味をもつのかなどを評価し，臓器提供が最善の選択か否かの意思決定を確認する。

　面接にあたっては，「第三者」がドナーの権利を擁護する中立的な立場にあることをドナー候補者に伝えるべきである。面接の最後には，手術直前までいつでも提供意思を撤回できることを保証することを忘れない。

　事前に詳細な質問紙を用いている施設もある[24]。慣れない面接者でも情報を過不足なく得ることができ，有用である。

■表 3-2 「第三者」による意思確認のための半構造化面接の一例

- レシピエントの疾患の経緯とドナー候補者の関わり
「(レシピエントの)腎臓(肝臓)の病気はいつ始まり,その後どのような治療を受けてきたか,教えてください。また,あなたはどのようにかかわってきましたか?」

- 移植の契機
「移植のきっかけを教えてください。移植のことをいつ,どのように知りましたか? 誰(例:医療者,レシピエントなど)がどのようにその話を切り出しましたか?」

- ドナー決定の経緯
「ご家族の中でドナー候補者はどのように決まったか,教えてください」
「その中で,プレッシャーなどはありましたか?」

- レシピエントの移植への態度
「レシピエントの移植に対する意思はしっかりしていますか?」
「あなたからの臓器提供の申し出に対して,レシピエントはどう思っていますか?」
「レシピエントは移植後,あなたが提供した臓器を大事にするような生活をしてくれると思いますか?」

- 臓器提供の動機
「なぜ提供しようと思ったのですか?」

- 移植への期待
「移植にどのようなことを期待しますか?」

- 移植への懸念
「移植を進めるにあたって,気がかりなこと,心配なことはありますか? あなた自身のこと,レシピエントのこと,両方についてお話しください」

(↗)

- 移植に対する他の家族の理解,態度
「今回の移植,あなたの臓器提供について,ご家族はどう思っていますか? 反対している人はいますか?」
(「家族」とはドナー候補者が配偶者である場合,配偶者側の親・きょうだいを含む)

- サポート態勢(家族,職場)
「移植に当たって,家族や周囲の人はどのように手助けしてくれますか?」
「職場の理解は得られていますか?」

- 生活史
「これまでの生活のこともお聞きしていいですか?」
(心理社会機能評価を含める;職業や家族関係の安定性など)

- 精神機能評価
「これまで精神科や心療内科を受診したことはありますか?」
(心理テストの結果なども参考にしながら,精神機能の評価を行う)

5) 面接結果のフィードバック

「第三者」面接の後,評価結果を移植担当科に明瞭に伝える必要がある。表3-3に返信の具体例を示すので参考にされたい。

4. 特別な対応を要するケース

1) 提供の強制,心理的な圧力が明らかになった場合

レシピエントや家族から臓器提供の強要や圧力があったことをドナー候補者が打ち明ければ,その移植は取りやめになる。しかし,ドナー候補者は「私

■表 3-3 「第三者」面接の返信例

(1) 提供の自発性に問題ないが，他の心理社会的な問題がある場合

生体ドナーの意思確認のための「第三者」面接を行いました。

1. 適格性に関する評価
   ・他からの強制，心理的な圧力の存在
     否定的です。
     レシピエントの夫が健康回復を強く願う気持ちが提供の動機となっています。
   ・意思決定能力
     問題ありません。
     生体臓器移植のリスク，ベネフィットについての理解，認識は概ね良好です。
     移植への期待も現実的で，合理的な判断に基づいて提供を希望なさっています。
   ・金銭授受などの利益供与
     否定しています。

2. 心理社会的な評価
   家族の理解が得られていません。
   実家の両親の反対が予想されるため，移植のことを話すつもりがないとのことです。

結　論
   臓器提供の自発性に問題ないと思われます。
   ただし，家族の理解が得られておらず，提供後にトラブルを生じる可能性があります。

(2) 提供の自発性に問題ある場合：心理的な圧力の存在

生体ドナーの意思確認のための「第三者」面接を行いました。

1. 適格性に関する評価

(↗)

- 他からの強制，心理的な圧力の存在
    心理的な圧力が存在します。自身の健康への不安が強く，ドナーとなることに強い抵抗があったにもかかわらず，レシピエントとなる夫から強引に指示され，断れないままに適合検査を受けたようです。現在も提供の意思はありません。
- 意思決定能力
    問題ありません。
    生体臓器移植に関するリスク，ベネフィットについての理解，認識は概ね良好です。
- 金銭授受などの利益供与
    否定しています。

結　論
　　心理的圧力が存在し，臓器提供の自発性はありません。提供しないとの意思はおおむね固まっており，それをいかに表明するかが問題となっています。

---

(3) 提供の自発性に問題ある場合：意思決定能力が問われる場合

生体ドナーの意思確認のための「第三者」面接を行いました。

1. 適格性に関する評価
    - 他からの強制，心理的な圧力の存在
        否定的です。
    - 意思決定能力
        問題があります。重度のうつ病に罹患しており，家族に対する病的な罪責感が提供の動機となっています。
    - 金銭授受などの利益供与
        否定しています。

結　論
　　重度のうつ病のために意思決定能力に問題を生じ，臓器提供の動機が歪められています。このため，ドナーとして不適と考えます。

が断りたいと思っていることを（レシピエントや家族に）わからないようにしてほしい」としばしば懇願する。提供しない意思を持ったことでドナー候補者の家族内の立場がさらに危ういものとなるからである。このような場合の対応はたいへん難しい。なぜ提供したくないことを家族に言えないのか，家族の関係性やその歴史にまで踏み込んで面接し，対応していくことになるが，それには相応の時間と面接者の力量が必要なことが多い。意思決定支援を担う者や移植チーム側との連携も欠かせない。

2）ドナー候補者が提供しない決断をした場合

　さまざまな思案を経て，提供しないことを決断したドナー候補者にこそ，心理的なアフターケアが必要かもしれない。レシピエントに対する後ろめたさを感じ，家族関係が変化していくこともある[29]。レシピエントの病状悪化など，「あのとき自分が提供していれば」と思うような事態も避けられない。意思決定後の相談窓口をどこに置くか（「第三者」となった精神科医などを含めて），当該施設内で検討し，情報伝達を行う必要がある。第5章も参照いただきたい。

第4章
考慮すべき事柄

1. 意思決定能力が問われるケース（未成年者・精神疾患患者・知的障害者・認知症患者など）

2012年改正の日本移植学会倫理指針[9]において「未成年者ならびに自己決定能力に疑いのある場合には，ドナーとしてはならない」と規定されている。後者には精神疾患患者，知的障害者，認知症患者などが含まれる。

生体臓器移植において臓器提供の意思確認をする上で，ドナー候補者が十分な意思決定能力をもっていることが大前提となる。意思決定能力とは，第3章に述べたとおり，治療のリスク・ベネフィットを理解し，治療の有益さを認識し，治療の結果を論理的に考え，意思決定を表明する能力を指すが[28]，それは極めて複雑な知的作業である。

意思決定能力が不十分な者がドナーになった場合，さまざまな問題が生じることが予想される。一

般に生体臓器移植ドナーとなることによってさまざまな心理的葛藤が生じる可能性があるが[30]，意思決定能力が問題になるようなドナーではさらに大きな心理的負担を抱く危険がある。理解が不十分なために，移植手術後にドナーになったことを悔いたり，自分が予想しなかった経過に不満を抱いたりすることがあるかもしれない。複数いるドナー候補者の中でスケープゴート的にドナーになることを強要される危険性もある[31]。したがって，ドナーに十分な意思決定能力を要求することは極めて妥当である。

　かといって，意思決定能力が問題になる人たちを一律にドナー不適と判断するなら，彼らのドナーになる権利を無条件に制限してしまうことになる[32]。意思決定能力を評価する場合，画一的に判断するのではなく，個別の正確な評価が求められる。その際，ドナー保護という観点が最優先されることになる。

　当該医療機関の倫理委員会からドナーの適否についての明快な判断を求められることがあるが，判断困難な症例は決して少なくない。ドナーの適否についての最終的な判断は一精神科医が行うのではなく，あくまで倫理委員会に委ねるべきであるため，判断困難な場合は詳細な理由とあわせてその旨を報告する。また，当該医療機関倫理委員会のみでは判

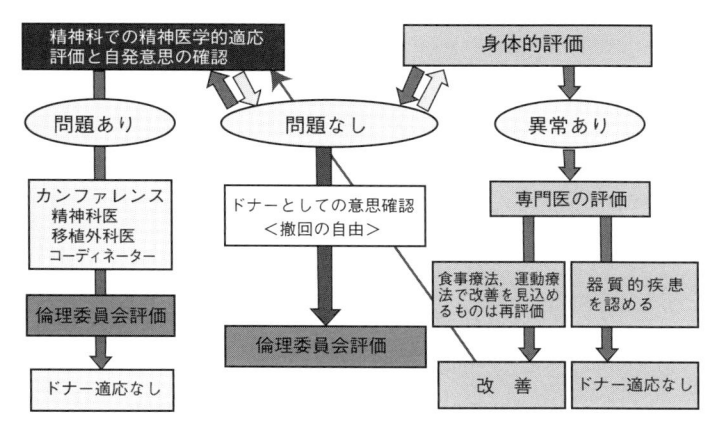

■図4-1 生体臓器移植ドナー術前評価の流れの一例
（精神科通院歴や知的障害のある場合）

断が困難な事例については，日本移植学会倫理委員会に審議を依頼することも可能であり，その利用についても検討すべきである。

生体臓器移植ドナー候補者の意思決定能力の有無についての評価が必要な場合の術前ドナー評価の流れを図4-1に示す。

1) 未成年者の場合

未成年者は一般に理解力および判断力が成人に比べて劣り，社会的に保護されるべき立場であるため，意思決定能力が不十分と考えられる。未成年者がドナーとなった場合の身体的および心理的な予後については不明であり，周囲から強制される危険も

否定できない[33]。したがって，未成年者は原則としてドナーの対象とはしない。

ただし近年世界的に，きわめて限定的ではあるものの，未成年者がドナーとなることを承認する傾向がある[34]。米国小児科協会は，未成年者が生体臓器移植ドナーとなるための条件として，以下の5項目を挙げている[33]。

①その未成年者がドナーとなることによって，ドナーもレシピエントも大きな利益を得る
②ドナーに対する外科的な危険性が極めて少ない
③死体ドナーやその他の生体ドナーの候補がいない
④その未成年者が強制されることなく自由に臓器提供に同意している
⑤ドナーの心理的リスクが最小になるよう配慮されている

2012年改正の日本移植学会倫理指針[9]では，以下のように規定されている。

未成年者ならびに自己決定能力に疑いのある場合には，ドナーとしてはならない。ただし，18歳から19歳の未成年者については，以下の条件が満たされていれば，親族間の臓器提供が認められる場合がある。

①ドナーが成人に匹敵する判断能力を有していることが精神科医等によって認められていること。
②ドナーが十分な説明を受けた上で書面により同意していること。
③当該医療機関の倫理委員会が個別の事例としてドナーとなることを承認していること。
④ドナーの同意とともに親権者，または未成年者後見人からも書面による承諾が得られていること。
⑤事前に日本移植学会倫理委員会に意見を求めること。ただし，緊急の場合にはこの限りではないが，移植手術後，上記を証する書類とともに，概要を日本移植学会倫理委員会に報告すること。

2）精神疾患がある場合

意思決定能力を有するためには，精神状態の安定が必要であるため，これまで精神疾患をもつ者はドナーには不適という判断がなされる傾向があった[14]。2007年改正の日本移植学会倫理指針[8]では，特例を設けることなく「精神障害者は対象としない」と明記されていた。しかし，2012年に改正された同倫理指針[9]ではこの文言は削除され，代わり

に「自己決定能力に疑いのある場合には，ドナーとしてはならない」と記載されている。

　精神疾患の既往があるが現在は寛解している場合や，精神症状が比較的軽度の場合には，十分な意思決定能力があると判断される[35]。事実，入院歴のある統合失調症患者の多くに意思決定能力が認められ[3]，精神疾患の既往のある者がドナーになり，移植手術後に精神疾患が再発したという報告は少ない[35]。

　したがって，精神疾患の既往がある場合や，現在精神疾患の治療中で精神症状が安定している場合は，ドナーの適否については個別に検討する。精神疾患があり，さらに以下の場合は意思決定能力が損なわれていることが十分疑われるため，ドナー不適とすべきである。

　①現在，精神症状が活発な場合
　②ドナーとなる動機が精神症状によって（例，妄想や命令性幻聴），あるいは精神疾患をもっていることによって（例，「家族に迷惑をかけている」との負い目）歪められている場合

　なお，精神症状が現在は安定しているが，何度も再燃している場合には，ドナーとなることが精神疾患の予後に及ぼす影響を十分検討されなければならない。

物質乱用・物質依存のある場合についても精神疾患の場合と同様に考える。

3）知的障害がある場合

　知的障害や，次項の認知症，高次脳機能障害に関して，生体臓器移植ドナーの適否を論じた研究は少ない。基本は，精神疾患がある場合に準じてよい。

　知的障害（精神遅滞）があれば，移植医療について十分に理解することが困難であり，意思決定能力を欠いていると判断せざるを得ない。このような者はとくに親類の間でスケープゴートになりやすいため，周囲からドナーになることを強要されていないかどうか，慎重に面接を行う。

　知的障害が疑わしい場合は，生育歴や学歴を詳しく聴取し，必要な場合には Wechsler Adult Intelligence Scale（WAIS）などの認知機能検査を行う。第3章で述べた，意思確認のための半構造化面接で的確に回答できるかどうかも，重要な判断材料になる。

4）認知症／高次脳機能障害がある場合

　認知症／高次脳機能障害のある場合も，認知能力の低下が認められればドナー不適と判断される。Mini Mental State Examination（MMSE）や長谷川

式認知症スケールなどの認知機能検査を施行し，必要に応じて，神経学的および脳画像的な検査を行って，総合的に評価を行う。

とくに，現時点で認知機能がある程度保持されていたとしても，今後進行する可能性が高ければ，ドナーからは除外される。どのようなタイプの認知症か，高次脳機能障害の基礎疾患は何か，といったことを把握する必要がある。

2. 肝移植における生命的・時間的切迫の高いとき

生体臓器移植におけるドナーは，移植の危険性と有益性を十分に理解したうえで，誰からも強要されない自発的な意思表示が必要とされ[14]，これについて移植外科から独立した「第三者」が時間をかけて慎重に評価する。ところがレシピエントの重症度によっては，生命的・時間的に切迫した状況で，ドナーの意思を確認せざるを得ない場合がある。

腎移植では危機的状況に至っても血液透析を施行して危機を回避でき，ゆとりを持ってドナーの意思を確認できる。一方，肝移植においては，劇症肝炎やレシピエントの状態の急変により，緊急移植を検討する場合がある。急性肝不全の肝移植適応につい

ては議論の余地がある[37]ようだが，移植外科よりドナー評価の依頼があったときは，冷静に対応しなければならない。このような切迫した場合におけるドナー評価の留意点について以下に述べる。

1) 緊急依頼には柔軟に対応する

　移植外科より緊急評価の依頼がある。症例によっては深夜や休日を含む時間外だったり，他業務時間に依頼があったりする。ドナー評価を経ずに移植手術はできないため，移植外科医や移植コーディネーターと相談しつつ，できるだけ柔軟に対応したい。通常は公平な評価を行うため，移植外科とは独立した関係を保っているが，緊急時は，多くのレシピエントは意識障害を呈しているし，ドナーやレシピエントの情報も十分ではない。したがって，家族関係の印象や医学的重症度などについて，通常よりも移植外科医や移植コーディネーターと柔軟に連携を持って情報を共有し，冷静に評価を行う。

2) 時間と場所の確保

　緊急時は時間的にゆとりもなく，通常の精神科診察室や心理面談室などで，ドナー評価を施行できない場合がある。しかし，ドナー評価面接の場所は，病棟面談室などプライバシーが確保される場所をで

きる限り確保することが望ましい。ドナーを評価する時は，移植の身体的評価と手術準備も同時並行的に施行されていて病棟も慌ただしい。ドナーの評価面接の必要性について十分に認識されずに後回しになったり，評価時間が短くなったりする可能性もある。移植コーディネーターと連絡をとりながら移植手術までのスケジュールを把握し，面接時間を確保する必要がある。

3) 切迫した状況を考慮する

　ドナーの評価方法については，通常の評価手順と変わりはないが，ドナーの心的状況を考慮する必要がある。ドナーは「突然，レシピエントを失うかもしれず，その救命のため自らも開腹手術に臨む」という心的状況にあり，急性ストレス障害様の精神症状が生じても不思議はない。例えば，麻痺症状のため感情が表出されなくなったり，躁的防衛が発動し陽気に振る舞ったりする場合もある。こうした状況をすべて操作的に診断するのではなく「回復可能な一時的状況」という視点を持つ必要がある。また，切迫した状況の中でも，考慮期間を設けるための調整も必要である。

4）ドナーの葛藤について

　予定されたドナーの評価面接においても，ドナーの心的状況は葛藤的であり[38]，こうした心的状況を理解する必要がある[39]。例えば，「後回しになったドナー」「事実上，家族に従ったドナー」は，強い精神症状（不安や失感情）を持つとされる[40]が，このような特徴を認めるときは，ドナーの複雑な心的葛藤が潜んでいる印象を持つ。このような問題は，切迫した状況における移植では，さらに問題が顕著に表出されるため，ドナーの意思について慎重に評価を進めたい。

　最近の知見では，ドナーのQOLは手術前の状態まで回復するとされ[41]，長期的予後も明らかになりつつある[42]。しかしながら，緊急に移植したドナーのQOLは未だ明確になっておらず，今後，臨床課題のひとつとなるだろう。

第5章

多職種連携と意思決定支援

1. 意思決定支援が求められる根拠

　ドナー候補者が「自発的意思」によって提供を希望していることを「第三者」が確認することはこれまで述べてきた。この意思確認の前提として，意思決定を支援するシステムを整備することが日本移植学会倫理指針（2012年改正）[9]において推奨されている。このうち，「意思決定支援」に関わる部分を**表5-1**に抜粋する。

■表 5-1　生体臓器ドナーに対する意思決定支援（抜粋）[9]

・主治医がドナーに臓器提供手術について文書を用いて説明する。この文書には、術前・術後の危険性についての詳細な内容が記載されている必要がある。
・ドナーは臓器提供に関する十分な知識を得た後で「臓器提供の承諾書」に署名する。そのために、当該医療機関は、
　1) ドナーが十分な時間をかけて意思決定出来るよう、一旦説明文書を持ち帰り考慮期間を設けること。
　2) ドナーが質疑応答によって臓器提供に関する十分な知識を得ることができる医療相談体制を整えること。それには主治医だけではなく、レシピエントコーディネーターや看護師、臨床心理士、MSW（メディカルソーシャルワーカー）等によるドナーの意思決定を支援できる医療体制を整備することが望ましい。
・ドナーは自発的意思で提供するという同意の上で、「臓器提供の承諾書」に署名する。その際、ドナーの家族も、提供することを理解していること。
・ドナーは提供手術が実施されるまで、提供の意思をいつでも撤回できることを、医療者は保障する。

2. 意思決定支援を行う者とは

　日本移植学会倫理指針（2012）[9]には、意思決定を支援できる医療体制として「主治医だけではなく、レシピエントコーディネーターや看護師、臨床心理士、MSW（メディカルソーシャルワーカー）等による」と述べられている。このような多職種の関与の必要性の示唆は、提供の意思が心理社会的要因や家族背景にも影響されることを端的に示している。そのため、意思決定を支援する医療システムの

構築にあたっては，当該施設の中で利用しうる人的資源を把握し，その職種の得意とする支援について共有しておく必要がある。また，意思決定支援を行う者の役割は，第三者として意思確認をする精神科医の役割とは区別される必要がある。

3. 意思決定支援はどう行われるべきか
　　——意思決定支援と意思確認の関係

　意思決定支援は医療行為（治療）ではない。意思決定能力を妨げる可能性のある疾患に対する治療的関与とは異なり，移植医療におけるドナー・レシピントを含めこれから移植を行うかどうかを考えている人全てを対象とする関わりである。また，提供の自発的意思を確認するために設定される「第三者」による面接とも異なり，意思決定の支援は医療へのファーストアクセスの段階から，提供手術実施直前の意思の最終確認まで，継続的かつ必要に応じて行われる必要がある。なぜなら，「第三者」による意思確認に至る前に移植を取りやめる，提供の意思を撤回するといった意思決定がなされる場合は少なからずある。意思決定支援のプロセスのどの時点であっても，ドナー候補者への心理的圧力が存在することが疑われる場合や，候補者の意思が何らかの理

由で揺らいでいることが疑われる場合,「提供の意思をいつでも撤回できることを,医療者は保障する」[9]必要があり,提供の意思を継続して移植準備を進めるか,提供の意思を撤回して移植準備を中止するか,あるいは意思が固まるまで準備を保留するか,という決断に関与することになりうる。したがって,意思決定支援は,意思確認のステップの積み重ねでもあることを認識し,提供候補者に真摯に向き合うことが必要となる。

4. 意思決定支援の流れ

実際に運用されている生体腎移植におけるシステムの一例をあげる(図5-1)。生体腎移植を考えて来院したドナー候補者とレシピエントは,まず移植チームの移植医,レシピエント移植コーディネーター[注](以下,コーディネーター)から移植につい

注)レシピエント移植コーディネーター:医療資格を有する者(看護師もしくは医師免許を有し,5年以上の臨床経験を有すること。日本の医療国家資格またはそれと同等の資格を有すると認められる者で,5年以上の臨床経験を有すること)であり,レシピエント(移植をうける患者)とその家族に対して,また生体臓器移植では,生体ドナーとその家族を含めて両者の立場を尊重し,両者に対して継続した支援を行う者。(2011年日本移植学会レシピエント移植コーディネーター認定合同委員会認定制度より)

第5章 多職種連携と意思決定支援　49

```
コーディネーターによる初期面接：
（移植に関する情報提供・治療や生活についての
情報収集）

説明文書を持ち帰り考慮する期間を              ┃移植準備を始める意思の確認┃
とり時間をかけた意思決定をうながす

    質疑応答して十分な知識を得ることが
    できる体制づくり                                              意
      ┌─────────────────────┐                                    思
      │コーディネーターへのアクセス          │                    決
      │しやすさの確保                        │                    定
      └─────────────────────┘                                    支
      ┌─────────────────────┐                                    援
      │情報・資料閲覧コーナー・              │                    の
      │ホームページの整備                    │                    継
      └─────────────────────┘                                    続

  ┌─────────────────────┐
  │コーディネーターや移植医による        │
  │問題の発見                            │
  │  継続的な診療・関わりの中            │
  │  での意思に関わる問題の発見          │
  └─────────────────────┘

              ⇒インテンシブな意思決定支援者：
               臨床心理士への紹介
               不安・迷いが強い：関係性に疑問・
               「気になる」ケース

                        ╱心理学的アセスメント      ╲
                       ╱ 心理教育的関わり            ╲
⇒インテンシブな意思決定  解決のための具体的方略
支援者：精神科医への紹介   （意思の表明・心配への対処）
  精神疾患の現在症・既往  家族関係の調整
  その意思決定への影響度の 認知機能の精査　など
  評価　など              ╲                          ╱
                           ╲_____╱

╱精神医学的診断       ╲
 治療の有無の判断
 関係機関・部署との情報共有
╲_____╱

                              ┃第三者による意思確認面接┃
                              ┌──────────────────┐
                              │倫理委員会の指名したもの      │
                              │支援者と確認者の役割明確化    │
                              │合議制の確保                  │
                              └──────────────────┘
```

■図 5-1　意思決定支援の流れの一例

ての情報提供を受ける。コーディネーターの面談は初診時などなるべく早期に設定され,これまでの治療についての理解や生活背景などの情報収集を行うと同時に,ドナー候補者に「臓器提供の準備を始める自発的な意思」があるかの確認を行う。

　この段階で移植や臓器提供に対する強い不安や躊躇,家族関係への懸念,精神医学的な既往歴などが明らかになった場合には,臨床心理士や精神科医による,よりインテンシブな意思決定支援を行う。経済的な心配,社会制度に関する疑問が問題の中心であれば,ソーシャルワーカーとの連携が図られる。

5. 意思決定支援のポイント

　臓器提供の意思決定の支援においては,ドナーとレシピエントとの関係,そのほかの家族との関係,その人の置かれた社会的状況,さまざまな懸念などを丁寧に評価するだけでなく,個人の価値観,人生観なども扱うことになる。そのため意思決定支援者には相応の時間と面接スキルが必要となる。支援のポイントを以下に簡単に述べる。

1) 自分の言葉で語らせる

　意思決定を支援するためには,「臓器提供」にあ

たってドナー候補者が，どのようなことを考え，どのような気持ちが生じているのかを語ってもらう必要がある。その意義は，①候補者自身がこの問題の中心であり，必要に応じて支援されるべき対象であることを明確に位置付けること，②提供者が意思決定上どのような困り事を抱え，どのような支援を必要としているかを正しく把握するための情報収集，である。

面接ではドナーの視点から，レシピエントが発病したとき，病状が悪化したとき，移植の話が初めて家族で語られたとき，自分がドナー候補の1人となったとき，「その事態で自分自身はどのような気持ちになり，何を考えたのか」に焦点を当てる。また，提供前の準備，提供手術前後，提供後という時間の流れの中で，生活面（職業・家庭・経済など）にどのような影響が出うるか，その影響に対処しうるかも丁寧に聴く。移植に直接参加しない家族との関係や，その人自身の抱える個人的な問題を適宜扱う必要もある。

この際にはまず話を聴くことに重点を置き，批判や説得のような関わりにならないように十分注意する必要がある。この話を聴く中で，候補者自身が自分の考えを整理することもできるし，面接で明らかになった困り事に対して的を射た支援を行うことが

できる。

2) 情報の誤解や情報不足から生じる問題に対応する

　ドナー候補者は移植結果を過度に楽観視（「提供臓器は永久に生着する」など）したり，逆にリスクを過大に評価したりすることが少なくない。あるいは，提供したい気持ちが先だって情報を十分得ていない場合もある（「死んでもいいからあげたい」など）。こうした場合には，具体的でわかりやすい説明を適宜加えたり，専門職種からの説明が受けられるようにコーディネートする。十分な説明がなされているにもかかわらず，候補者の理解が不十分な場合には，知的障害や認知症など認知機能を低下させる要因があるかどうかなどの検討が必要になる。

3) レシピエントや家族との関係性が変わることへの不安に対応する

　移植によってレシピエントやほかの家族との関係が変化することを懸念する人もいる。提供を断りたくても，断った後の関係の悪化を恐れて提供を選ぶ人もいる。こうした問題は，明らかな心理的圧力がない場合にも生じうる。家族内での話し合いがどのようにしたら設けられるか，どのように自分の意思を家族（レシピエント）に伝えるか，より踏み込

んだ相談が必要になる。

6. 移植チームへのフィードバック

　意思決定支援を行う場合，アセスメントや今後の見通しについて，移植チームにどのようにフィードバックするかも重要である。必要に応じて複数の職種の立場から多角的に面接を行い，意見交換をすることは欠かせない。時として意思決定までに時間がかかり，移植チーム側の時間の流れと齟齬が生じる場合もある。必要に応じてカンファレンスを設けるなど，意思決定支援に関わる者と移植チームとの間に，日頃から風通しのよい関係を築いておくとよい。

7. 意思決定支援者が「中立的な立場」を守る重要性

　移植医療はレシピエント（患者）の治療を主たる目的にして行われるため，レシピエントを中心に物事が進められやすい。意思の確認をする「第三者」だけでなく，意思決定を支援する者もドナーを擁護しつつ，中立的な姿勢を保つことを心掛ける必要がある。ここでいう中立とは，①移植を行う医療者側と医療を受ける側との間の中立，②レシピエントや

家族とドナー候補者との間の中立を意味する。

　意思決定支援者も医療チームの一員であるため，移植準備を進める医療者（移植外科）と，意思決定に時間がかかるドナー候補者との間で板挟みになることもある。しかし，ドナー候補者の自発性を阻害しない適切な意思決定支援のためには，意思決定支援者の独立性と，周囲との協力とのバランスを取ることが不可欠である。日頃から移植チームと協働しつつ，意思決定支援者が移植チームや家族に対して，巻き込まれずに率直で配慮ある発言ができる関係を作ることを心掛けたい。また，生体移植ではレシピエントの方が医療についての知識を有し，レシピエントがドナーに自分の得た情報を伝える形でドナーが医療知識を得ていることは少なくない。詳しくドナーから話を聞いてみると，レシピエントの誤解や情報の選択的抽出（自分の関心のある部分を無意識か故意かにかかわらず特に強調して伝達すること）により，ドナーが正しく十分な知識を持っていないこともある。こうしたことも念頭に置きつつ，両者に過不足のない関わりを心掛けることが求められる。

8.「第三者」による意思確認の後も支援を継続する

　ドナー候補者は患者からの期待やドナーにならなければ患者を助けられないなどの重責から，家族や医療従事者に気持ちを表出しにくく，ストレスを抱えることもあり，ドナー検査が終了し自発的意思を確認した後も，手術までの時間はドナーになれるという安堵感とは別に，未経験の手術を受ける現実に直面し新たな不安を抱えることもある。意思確認後も周術期における不安や葛藤やレシピエントの病状悪化時の不安に対して，スタッフ全体で情報共有し適切なサポートを行うことが重要である。

　ドナー候補者は，移植手術直前までどの段階でもドナーとなる意思を撤回することは可能である。移植とならなかった場合も，患者は継続して内科的フォローが受けられることを保証し，ドナーとならなかったことで，葛藤を強めて家族関係の悪化を来さないよう配慮することも重要と考えられる。

　ドナー決定から移植に至るまで，ドナー候補者，レシピエント候補者，家族の思いを傾聴し意思決定での過程において問題が生じていないか常に配慮することが必要である。レシピエントに比べ，ドナーの苦痛は過小評価されやすい。移植術後のドナーに

対しても，レシピエントや家族から労いや思いやりのあるサポートを促すことが望ましい。そうした家族の心遣いによって，ドナーの苦痛も軽減し，その後の順調な社会復帰につながっていく。

　ドナーとレシピエントはもちろんのこと，それぞれの家族に対してもスタッフ全体で継続的な支援態勢を整え，実践していくことは非常に重要である。

9. 肝移植の特殊性に配慮した意思決定支援

　透析という代替医療がある腎移植とは異なり，生体肝移植では代替医療がなく，時に緊急対応を必要とするため，意思決定支援においても腎移植とは異なる留意点がある。

1) 時間的余裕がある場合

　通常の待機症例で生体肝移植を受ける場合には，移植外科医，コーディネーターとの間でインフォームド・コンセント（以下 IC）を重ねていく中で，レシピエント，生体ドナー候補者とそれぞれの家族それぞれの同意を確認しながら，移植医療への知識（利益と不利益）と理解を深め，医学的，心理社会的な術前評価を行い移植手術に臨む。IC の後には一旦持ち帰って家族内で移植について検討する時間

を設け，疑問などには電話などでの相談を受ける。その結果としてドナー候補者が必要な検査を希望する場合は，その候補者本人から直接連絡を受けて，詳細な問診とドナー検査の日程調整を行うというのが通常の手続きである。

　コーディネーターは他院からの患者紹介時から介入し，患者の状態（緊急性の有無など）を確認した上で，疑問点や不安な点などの相談に応じながら，ドナー候補者の意思に配慮した関わりをとる。検査の際に，できるだけコーディネーターが同行するという工夫によって，ドナー候補者の検査に対する不安を和らげたり，コーディネーターに本音を打ち明ける機会を提供することもできる。

2）緊急時の対応

　劇症肝不全のような緊急移植を必要とされる症例の場合は，時間的余裕はほとんどなく，しかも大半の症例において患者本人は肝性脳症のため，術前の意思確認はまず不可能である。このような緊急を要する場合には，他院からの患者紹介当日に紹介医を通じて家族と連絡をとり，1～2日以内で来院可能な家族全員にICを行う。

　生体肝移植の場合は，家族内で突然同時に患者とドナー候補者の2人の生命に関わる手術を受け入れ

なくてはならない。数日前までの日常生活は一変し，愛する家族を失うかもしれないという悲嘆と混乱の中でICが行われ，家族は患者の救命を求める一方で，移植医療の利益と不利益を示され，ほとんどパニックに近い状態の中で移植の選択・ドナー候補の選択という苦渋の決断を余儀なくされることとなる。

　このように緊急を要する場合でも，移植を受けるかどうかの返事はICを行った当日ではなく，一旦自宅に戻って本当に提供する意思があるかを家族で十分話し合い，家族の総意の下に，翌日以降に返事をもらうのが望ましい。限られた時間の中でも，ドナー候補者が抱えている不安やプレッシャーを表出できるように，緊急ドナー検査の際にはコーディネーターが必ず同行し，レシピエントの状態にかかわらず，いつでも自由に臓器提供の意思撤回ができることを伝える。決してドナー候補者が血液型や体格などによる医学的な理由のみで追い詰められる状況に陥らないよう，慎重に対応することが必須である。

3) 家族の背景や社会的側面への配慮

　成人症例ではレシピエントとドナーとの続柄も多岐にわたる。患者の生命と家族の絆を思いながら

も，臓器提供をめぐってその家族関係が崩れるようなことは決してあってはならない。限られた時間の中であっても，それぞれの家族自身が気持ちを整理しお互いに話し合える時間を持てるよう十分な配慮を行い，患者およびドナー候補者の移植に対する意識や家族内の意思の統一がなされているうえで治療に臨んでいただくことが非常に重要である。

特に家族のサポート態勢について，ドナー候補者がレシピエントと別世帯，ドナー候補者の家族が提供に否定的，ドナー候補者が身近な親族ではないなどの場合には，家族内での話し合いを十分行い，家族内での意思統一を促す。

時にはドナーの安全性，あるいは社会的リスクを考えて，家族の中でドナーの変更を検討したり，移植を断念する場合もある。常にドナー候補者と家族が移植について相談しやすいよう環境を整えることは重要である。さらに，ドナー候補者から希望があれば，いつでも専門的なカウンセリングを受けられる態勢を用意しておくことが望ましい。

ドナー候補者は，未婚，仕事に就いていない，夫婦間の潜在的な圧力（夫に対して妻がドナー候補となる場合）などを理由に選択される場合もある。ドナーとなることに強い不安を抱きつつ，自分が拒否すると家族崩壊に繋がりかねないことを懸念して，

意思表示できない場合もある。さまざまな可能性を考え，どのようなケースでもどの段階においても，ドナー候補者が追いつめられることのないよう，いつでも相談できる環境を整え，家族と共にサポートしていくことが重要である。

補記
アルコール関連肝不全に対する肝移植

　近年，日本におけるアルコール関連肝不全に対する肝移植が増加傾向にあり，2010年までの生体肝移植は134例に至っている[43]。他の原因による肝不全と比較して予後が良い[44]とされ，今後も増加が予測される。

　アルコール性肝障害の肝移植の場合，ほとんどのレシピエントの背景疾患にアルコール依存症が認められている。すなわち，自らのアルコール大量飲酒による肝障害に対して肝移植を必要とする。ところが，アルコール依存症は再発が多い[45]ため，移植後にレシピエントが再飲酒に至らないような環境調整が重要である。ドナーの精神的QOLを悪化させる要因として「レシピエントが移植された肝臓を大切にしないこと」が明確にされており[46]，「ドナーの提供した肝臓によってレシピエントが再度アルコール依存に至る」状況は避けたい。

　残念ながら欧米では約50％が再飲酒に至るとい

うような報告もあり，日本では同様の状況が推測される。そのため現在，脳死下移植の場合には再飲酒を予防するためにレシピエントに基準（**表**）が設けられている。生体間肝移植の場合には施設によって慎重に検討されている状況にあるが，症例によっては6カ月の断酒期間中に生命的危機が生じ，比較的切迫した状況で移植が検討されることもある。元々ドナーとレシピエントの関係は葛藤的であることが多く，移植後のレシピエントの再飲酒やレシピエントとの関係性悪化がドナーのQOLに影響を及ぼしかねない。ドナー候補者に対するインフォームド・コンセントと慎重なドナー決定が望まれる。

■表　脳死肝移植適応者におけるアルコール多飲者の適応条件

以下のA基準，B基準，C基準にすべてに該当する場合は肝移植の適応とする。

A基準（必須）
- 断酒期間は6カ月（原則として飲酒可能な期間であり身体的悪化に伴う入院期間をのぞく）。
- 断酒を宣言できる。

B基準（総合的判断）
- 家族の理解や援助が認められ，移植の同意が得られる。
- 就労している（あるいは移植後の就労環境が整っている）。
- 再飲酒のリスクが著しく低い（HRARスコアが2点以下）。
- アルコール関連障害以外の精神疾患を併存していない。
- 安定した身体医療が受けられている（診療アドヒアランスが良好）。

C基準（継続的判断）
- 適応判断が困難な場合は，1カ月後に再度判定する。

（日本脳死肝移植適応評価委員会，日本肝臓学会肝移植委員会，脳死肝移植実施認定施設，日本臓器移植ネットワーク合同委員会：2011年9月20日）

■参考　High-Risk Alcoholism Relapse（HRAR）Scale
（0〜6点）（＊日本酒に改訂）

大量飲酒期間
　11年以下　　　　　　　　0点
　11年から25年未満　　　　1点
　25年以上　　　　　　　　2点

一日アルコール摂取量（日本酒換算）
　5合以下　　　　　　　　0点
　5合から1升　　　　　　1点
　1升以上　　　　　　　　2点
　他の酒類　　　　　　　　1点　　　　　　2点
　　ビール（中びん）　　　5〜10本　　　10本以上
　　焼酎（25%）ストレート　3〜6合　　　6合以上
　　ウイスキー（ダブル）　5〜10杯　　　10杯以上
　　ワイン　　　　　　　　1〜2L　　　　2L以上

アルコール性障害による入院歴
　0回　　　　　　　　　　0点
　1回　　　　　　　　　　1点
　2回以上　　　　　　　　2点

(Descriptive and predictive validity of a high-risk alcoholism relapse model. J Stud Alcohol. 1993)

日本移植学会倫理指針

「序文」

　移植医療を通して人々の生命を守り，生活の質を向上させることに寄与することが，この分野に従事する者の使命である。この使命を果たすために，新しい技術を開発し普及させることは，国民から移植医療に携わる者に付託された責務と考える。この医療は，日本国憲法で保障される生存権，幸福追求権によって裏付けられるものであり，臓器（腎臓，心臓，肺臓，肝臓，膵臓，小腸等），組織（角膜，皮膚，骨，血管，心臓弁，膵島等），細胞（造血幹細胞，肝細胞，体性幹細胞等）の移植については国際的に普及しており，その多くはわが国においても一般医療として位置づけられるようになっている。

　しかし，移植医療には，通常の医療としての諸問題以外に，臓器，組織または細胞の提供者（ドナー）を必要とするという特殊性があり，それに伴う倫理的な配慮が不可欠である。また，新しい医療技術の開発は，それによって現在，直接に得られる効果のみならず，その技術が将来にわたって人類に及ぼす影響についても，慎重に考慮されなければならない。さらに，その技術を人体に応用する場合には，その対象となる人の人権を保障することを前提

としなければならない。

　一方，死体から提供された臓器は厚生労働大臣が許可した斡旋機関（日本臓器移植ネットワーク）を介して，公平，公正の原則に則り，治療を必要とする最適者に提供されなければならず，移植医療に直接従事する医師が独断で決定することがあってはならない。また，臓器等のドナーに対しては，その生死を問わず常に敬虔なる礼意をもって接しなければならない。特に生体ドナーの場合は，臓器提供後，ドナーの生涯にわたる健康管理等のケアが保証される必要がある。

　本倫理指針は，上記の移植医療の特性に基づき，現在の社会状況下において，移植医療の信頼性，透明性，説明責任を担保する上で，医療従事者が遵守すべき事項を明らかにするものである。なお，本倫理指針は臓器移植について適用されるものであり，組織移植，細胞移植については別途にそれぞれの倫理指針に従うものとする。

「本文」
［1］死体臓器移植
　臓器移植の望ましい形態は，死後，善意によって提供された臓器の移植である。臓器の提供は，ドナーの生前意思あるいは本人の意思が不明の場合に

は，その家族の意思を尊重するものでなければならない。また，臓器提供は原則として社会全体に対するものであり，適正に活用されなければならない。移植の実施にあたっては，「臓器の移植に関する法律」(1997年，2009年改正)，ならびに「臓器の移植に関する法律」の運用に関する指針（ガイドライン)」(1997年，2010年改定）を遵守して行う。

① 移植医は，脳死の判定に関与してはならない。
② 臓器の配分は，日本臓器移植ネットワークを通して臓器ごとに作成されたレシピエント選択基準に基づき公平，公正に決定されなければならない。
③ レシピエントの移植適応については，各臓器の適応を検討する専門委員会等により決定される。
④ レシピエントからインフォームド・コンセントを得る場合には，説明内容に臓器摘出時の諸条件まで含め，書面にて移植の同意を得なければならない。
⑤ レシピエントからインフォームド・コンセントを得る場合には，レシピエントにおける移植治療による効果と危険性，予想される合併症，長期予後等について説明し，書面にて移

植の同意を得なければならない。意識がない等，インフォームド・コンセントを得ることが困難な場合においては代諾者の同意を得るものとする。
⑥ レシピエントが未成年者（婚姻をした者は除く，以下同じ）の場合には，親権者，親権者がいない場合には代諾者からインフォームド・コンセントを得る。ただし，可能なかぎり未成年者のレシピエント本人にも分かりやすい説明を行い，本人の署名を同意書に残すことが望ましい。

なお，ここでドナーとは，特に明示しない限り，臓器提供者，および臓器提供候補者の双方を意味する。レシピエントについても同様である。

　[2] 生体臓器移植
　(1) ドナーの条件とインフォームド・コンセント

健常であるドナーに侵襲を及ぼすような医療行為は本来望ましくない。特に臓器の摘出によって，生体の機能に著しい影響を与える危険性が高い場合には，これを避けるべきである。やむを得ずこれを行う場合には，国際社会の通念となっているWHO指

導指針（1991 年，2010 年改定），国際移植学会倫理指針（1994 年），イスタンブール宣言（2008 年），「臓器の移植に関する法律」の運用に関する指針（ガイドライン）等を参考にして，ドナーに関しては以下のことを遵守する。

① 親族に限定する。親族とは 6 親等内の血族，配偶者と 3 親等内の姻族をいう。
② 親族に該当しない場合においては，当該医療機関の倫理委員会において，症例毎に個別に承認を受けるものとする。その際に留意すべき点としては，有償提供の回避策，任意性の担保等があげられる。さらに，事前に日本移植学会倫理委員会に意見を求めなければならない。
③ 提供は本人の自発的な意思によって行われるべきものであり，報酬を目的とするものであってはならない。ドナーとレシピエントとの間に金銭授受などの利益供与が疑われる場合は，提供に至るプロセスを即座に中止する。
④ 提供意思が他からの強制ではないことを家族以外の第三者が確認をする[i]。「第三者」とは，ドナーの権利保護の立場にある者で，か

つ倫理委員会が指名する精神科医等の複数の者をいう。

⑤ 主治医はドナーが本人であることを確認したことを診療録に記載するとともに[ii]，親族関係に関する公的証明書の写しを添付する。

⑥ ドナーからインフォームド・コンセントを得る場合には，ドナーにおける危険性，およびレシピエントにおける移植治療による効果と危険性について説明し，書面により移植の同意を得なければならない。[iii]

⑦ 未成年者ならびに自己決定能力に疑いのある場合には，ドナーとしてはならない。ただし，18歳から19歳の未成年者については，以下の条件が満たされていれば，親族間の臓器提供が認められる場合がある。

・ドナーが成人に匹敵する判断能力を有していることが精神科医等によって認められていること。

・ドナーが十分な説明を受けた上で書面により同意していること。

・当該医療機関の倫理委員会が個別の事例としてドナーとなることを承認していること。

・ドナーの同意とともに親権者，または未成年者後見人からも書面による承諾が得られてい

ること。
- 事前に日本移植学会倫理委員会に意見を求めること。ただし，緊急の場合にはこの限りではないが，移植手術後，上記を証する書類とともに，概要を日本移植学会倫理委員会に報告すること。
⑧ いわゆるドミノ移植の一次レシピエントは，「生体移植のドナー」として扱うが，当該医療機関の倫理委員会による個別の移植およびドナーとして承認を受けるものとする。その際に留意すべき点としては，当該臓器の摘出が医学的に妥当であること，その旨を本人に説明した上で書面による同意が得られていること，当該臓器の医学的特性が本人に十分に説明され書面による同意が得られていることなどが挙げられる。

---

[i] 最終的なドナーの自発的意思の確認は第三者による面接によって行う。その上で，第三者による「ドナーの自発的意思の確認」を得る。ドナー候補者が複数の場合も同様の手順とする。

[ii] ドナーの「本人確認」:「顔写真つきの公的証明書」，または，「複数の顔写真のついていない公的証明書」で確認する。主治医は確認したことを診療録に記載

する。前記が困難な場合は，倫理委員会に本人確認のための資料を提出し，倫理委員会が本人確認された旨を決定する。

iii 主治医がドナーに臓器提供手術について文書を用いて説明する。この文書には，術前・術後の危険性についての詳細な内容が記載されている必要がある。

ドナーは臓器提供に関する十分な知識を得た後で「臓器提供の承諾書」に署名する。そのために，当該医療機関は，1）ドナーが十分な時間をかけて意思決定出来るよう，一旦説明文書を持ち帰り考慮期間を設けること，2）ドナーが質疑応答によって臓器提供に関する十分な知識を得ることができる医療相談体制を整えること。それには主治医だけではなく，レシピエントコーディネーターや看護師，臨床心理士，MSW（メディカルソーシャルワーカー）等によるドナーの意思決定を支援できる医療体制を整備することが望ましい。

ドナーは自発的意思で提供するという同意の上で，「臓器提供の承諾書」に署名する。その際，ドナーの家族も，提供することを理解していること。

ドナーは提供手術が実施されるまで，提供の意思をいつでも撤回できることを，医療者は保障する。

(2) レシピエントの移植適応の決定とインフォームド・コンセント

① レシピエントの移植適応については，死体臓器移植に準じて行わなければならない。
② レシピエントからインフォームド・コンセントを得る場合には，ドナーにおける危険性，およびレシピエントにおける移植治療による効果と危険性について説明し，書面により移植の同意を得なければならない。意識のない患者においては，代諾者の同意を得るものとする。
③ レシピエントが未成年者の場合には，親権者，親権者がいない場合には代諾者からインフォームド・コンセントを得る。ただし，可能なかぎり未成年者のレシピエント本人にも分かりやすい説明を行い，本人の署名を同意書に残すことが望ましい。

(3) ドナーの権利保護

① ドナーの提供意思は尊重されなければならないが，臓器提供においては，心理的，その他何らかの圧力がないことが，十分に確認される必要がある。
② 臓器提供にあたって，十分な術前検査の実

施，周術期のケア等，ドナーの医学的安全性の確保に配慮される必要がある。

(4) 日本移植学会における審議

非親族間の生体臓器移植を計画する場合には，当該施設は日本移植学会倫理委員会に意見を求めなければならない。また，未成年者をドナーとする生体臓器移植に際しては，緊急の場合を除き，当該施設は日本移植学会倫理委員会に意見を求めなければならない。緊急の場合には，移植手術後，概要を日本移植学会倫理委員会に報告しなければならない。この他，当該施設のみでは判断が困難であると考えられる場合には，成人をドナーとする親族間生体臓器移植についても当該施設は日本移植学会倫理委員会に意見を求めることができる。

日本移植学会倫理委員会は，当該施設が移植を検討するに当たって十分な資料に基づき，多面的な観点から検討が行われたか，検討の過程が適切に記録され，第三者の検証に耐えうるか，本倫理指針に抵触していないかを検討し，その見解を当該施設に伝える。実施についての最終的な決定と責任は当該施設にある。

[3] 異種移植

　異種移植は，移植医療における新しい技術開発として価値あるものと判断する。ただし，現時点では，異種動物由来の未知の病原体による感染などの不測の事態が起きることもあり，その実施については慎重でなければならない。

　異種移植の実施を計画する場合には，以下の条件を満たした上で日本移植学会に実施について意見を求めるものとする。

① 臨床応用の前に厳密な動物実験が反復され，成功の可能性が示されていること。
② 厚生労働省による「異種移植の実施に伴う公衆衛生上の感染症問題に関する指針」（2002年）を遵守して実施する。特に，施設内の体制が整備され，倫理委員会の審査を経て施設長が承認していること。日本移植学会は倫理委員会において当該異種移植の妥当性について審議して，その是非についての見解を当該施設に伝えるものとするが，最終的な実施の決定と責任は当該施設にある。

[4] 医療情報の登録と患者個人情報の保護

　医療の現場では患者の個人情報や医療情報を適切に扱うことが求められる。移植医療において留意すべき情報の管理についての指針を示す。

(1) 疫学研究

　医療技術は経験の集積と情報の科学的解析によって進歩していることはいうまでもない。移植医療においては，治療を受けるレシピエントのみならず臓器を提供するドナーの医療情報を登録して解析が行われる。長期にわたるドナー，レシピエントの健康状況を明らかにするために，移植を実施した医療機関は，日本臓器移植ネットワークの他，関連学会，研究会等が実施する登録事業に協力しなければならない。

　学会等を介して行われる疫学調査は，「個人情報の保護に関する法律」，「行政機関の保有する個人情報の保護に関する法律」，「独立行政法人等の保有する個人情報の保護に関する法律」(2003年)，厚生労働省・文部科学省合同の「疫学研究に関する倫理指針」(2002年，2008年改定)，厚生労働省の「臨床研究に関する倫理指針」(2003年，2008年改定)を遵守して行わなければならない。

(2) ヒトゲノム・遺伝子解析研究

　移植に関する医療や研究のためにレシピエントおよびドナーの検査試料を用いて遺伝子検査を実施する場合には，厚生労働省・文部科学省・経済産業省3省合同の「ヒトゲノム・遺伝子解析研究に関する倫理指針」(2001年，2008年改定)を遵守して行なわなければならない。

① レシピエントとドナーの間の組織適合（HLA型）を遺伝子レベルで検査する場合には，事前にレシピエントならびにドナーに説明を行い，移植前に書面による同意を得ておくことが望ましい。
② 移植成績向上のためにHLA以外の遺伝子検査を行う場合，および採取した血液，組織，臓器の一部または全部を保存する場合には，事前にレシピエントならびにドナーに説明を行い，書面による同意を得ておかなければならない。
③ 移植成績向上のために，事前に同意した検査項目以外の解析を行う場合には，改めて該当する試料提供者の同意を取得することとする。ただし，本人の同意取得が困難な場合には，解析実施者が所属する施設の倫理委員会

の承認と施設長の許可を得て解析を行うことができる。

[5] 臨床研究

移植医療の発展のためには既存の医療技術の改良や新規の医療技術の開発が不可欠である。新規の医療技術やシステムを開発することを目的として臨床研究を行う場合には，厚生労働省の「臨床研究に関する倫理指針」を遵守して行なわなければならない。

臓器移植に関する臨床研究を計画する場合には，当該施設の倫理委員会の審査を経て施設長の承認を得た上で日本移植学会に意見を求めることができる。日本移植学会は倫理委員会において当該臨床研究の妥当性について審議して，その是非についての見解を当該施設に伝えるものとするが，最終的な実施の決定と責任は当該施設にある。

[6] その他
（1）臓器の売買の禁止

人の臓器は商取引の対象とはなりえない。したがって，臓器に対する対価の授受は禁止する。特に以下の事項を遵守することを求める。

① いかなる理由があろうとも，国内外を問わず売買された臓器の移植を行ってはならない。
② 国内外を問わず売買に関与している医療施設や，医療関係者および臓器の売買を斡旋するものに患者を紹介することを禁じる。
③ 海外の医療施設に移植目的で患者を紹介する場合には，売買された臓器によって移植が行われないことを確認しなければならない。

(2) 受刑中であるか死刑を執行された者からの移植の禁止
① 受刑中の者，あるいは死刑を執行された者からの移植は，ドナーの自由意思を確認することが困難であることから，国内外を問わず禁止する。
② 海外の医療施設に移植目的で患者を紹介する場合には，受刑中や死刑を執行された者からの臓器によって移植が行われないことを確認しなければならない。

(3) 倫理指針の遵守義務と違反した場合の罰則
移植医療に携わる者は，本倫理指針を遵守することが要請される。
本学会員が本倫理指針に定める禁止条項に違反し

た場合の処分は，倫理委員会の議を経て，理事会にて処分案を作成し，社員総会にて決定する。

　本倫理指針は，平成15年10月26日の日本移植学会理事会ならびに評議員会にて採択され，平成15年10月27日の総会にて承認され，平成15年10月28日より施行された。

　平成19年2月24日ならびに5月29日の日本移植学会理事会の決定事項に基づいて部分的な改正を行い，平成19年11月22日の日本移植学会理事会ならびに評議員会にて採択され，平成19年11月24日の総会において承認された。

　本倫理指針改定案は，平成24年8月5日の日本移植学会理事会にて採択され，平成24年9月20日の社員総会において承認された。

参考資料

以下に示す参考資料は，改定の状況を反映して，適宜変更されることがある。

1. WHOヒト臓器移植に関する指導指針（1991年，2010年改定）
2. ヘルシンキ宣言（世界医師会，1963年採択，2008年改定）
3. 国際移植学会倫理指針（1994年）
4. 臓器の移植に関する法律（1997年，2009年改正）
5. 「臓器の移植に関する法律」の運用に関する指針（ガイドライン）（1997年，2010年改定）
6. ヒトゲノム・遺伝子解析研究に関する倫理指針（厚生労働省・文部科学省・経済産業省3省合同，2001年，2008年改定）
7. 疫学研究に関する倫理指針（厚生労働省・文部科学省合同，2002年，2008年改定）
8. 異種移植の実施に伴う公衆衛生上の感染症問題に関する指針（2002年）
9. ヒト組織を利用する医療行為の倫理的問題に関するガイドライン（日本組織学会・日本移植学会，2002年，2010年改定）

10. 臨床研究に関する倫理指針（厚生労働省，2003年，2008年改定）
11. 「個人情報の保護に関する法律，行政機関の保有する個人情報の保護に関する法律，独立行政法人等の保有する個人情報の保護に関する法律」（2003年）
12. イスタンブール宣言（国際移植学会，2008年）
13. アムステルダム・フォーラム報告書（国際移植学会，2005年）
14. ヒト組織を利用する医療行為の倫理的問題に関するガイドライン（日本組織移植学会，2002年）
15. 健常小児ドナーからの造血幹細胞採取に関する倫理指針（日本小児血液学会，2002年）
16. 日本造血細胞移植学会倫理指針（日本造血細胞移植学会，2004年）

参考文献

1) トランスプラント・コミュニケーションホームページ：移植関連データ．http://www.medi-net.or.jp/tcnet/index.html
2) 日本小児血液学会ホームページ．http://www.jsph.info/JSPH-SCT.html
3) 社）日本臓器移植ネットワークホームページ：移植に関するデータ集．http://www.jotnw.or.jp/datafile/index.html
4) 野間俊一：肝移植に伴う精神医学的問題．三好功峰，前田 潔 編：臨床精神医学講座 S7，総合診療における精神医学，p308-315，中山書店，東京，2000．
5) 日本移植学会ホームページ：ファクトブック 2011．http://www.asas.or.jp/jst/pdf/factbook2011.pdf
6) 国際移植学会：臓器取引と移植ツーリズムに関するイスタンブール宣言（日本移植学会アドホック翻訳委員会 訳）．http://www.asas.or.jp/jst/pdf/20080805.pdf
7) 日本移植学会ホームページ：生体腎移植の提供

に関する補遺, 2006. http://www.asas.or.jp/jst/pdf/20061113_2.pdf
8) 日本移植学会ホームページ：日本移植学会倫理指針, 2007. http://www.asas.or.jp/jst/pdf/kaisei20071122.pdf
9) 日本移植学会ホームページ：日本移植学会倫理指針, 2012. http://www.asas.or.jp/jst/pdf/info_20120920.pdf
10) 佐藤喜一郎：腎移植後の精神医学的諸問題. 精神神経誌, 80: 65-83, 1978.
11) 尾崎紀夫：腎移植に伴う精神医学的問題. 三好功峰, 前田 潔 編：臨床精神医学講座 S7, 総合診療における精神医学, p301-307, 中山書店, 東京, 2000.
12) 春木繁一：透析, 生体腎移植（サイコネフロロジー）におけるリエゾン. ことに小児, 思春期症例の経験を通して. 特集：リエゾン精神医学の現状と課題. 精神医学, 47: 837-843, 2005.
13) 川嵜弘詔：特集「生体ドナーの意思決定にどのようにかかわるか」院内における中立性を担保する第三者としての精神科医は, いかにドナー候補の同意能力及び自発意思を評価するのか. 移植, 46(1): 18-26, 2011.
14) Abecassis M, Adams M, Adams P, et al., Live

Organ Donor Consensus Group: Consensus statement on the live organ donor. JAMA, 284: 2919-2926, 2000.

15) Dew MA, Switzer GE, DiMartini AF, et al.: Psychosocial aspects of living organ donation. In: Tan H, Marcos A, Shapiro R, eds. Living Donor Organ Transplantation, pp7-26, Informa Healthcare, New York, 2007(a).

16) Steiner RW, Bennett WM, Gert B: Ethical approaches to living kidney donor education and acceptance. In: Steiner RW, ed. Education, evaluating, and selecting living kidney donors. Kluwer Academic Publishers, pp1-12, Dordrecht/Boston/London, 2004(a).

17) Wright L, Faith K, Richardson R, et al.: Ethical guidelines for the evaluation of living organ donors. Can J Surg, 47: 408-413, 2004.

18) The Ethics Committee of the Transplantation Society: The consensus statement of the Amsterdam forum on the care of the live kidney donor. Transplantation, 78: 491-492, 2004.

19) Pruett TL, Tibell A, Alabdulkareem A, et al.: The ethics statement of the Vancouver forum on the live lung, liver, pancreas, and intestine

donor. Transplantation, 81: 1386-1387, 2006.
20) 丸山英二：生体臓器移植におけるドナー要件―親等制限. 城下雄二 編：生体移植と法. pp83-96, 日本評論社, 東京, 2009.
21) 西村勝治, 小林清香, 岡部 祥, 他：生体臓器ドナーにおける術前の心理社会的評価と意思確認の実際. 総合病院精神医学, 22: 323-330, 2010.
22) Leo RJ, Smith BA, Mori DL: Guidelines for conducting a psychiatric evaluation of the unrelated kidney donor. Psychosomatics, 44: 452-460, 2003.
23) 春木繁一：生体腎移植におけるドナー候補者の腎提供の自発性を確かめる精神医学的面接の要点. 移植, 42: 335-341, 2007.
24) 高橋秀俊, 工藤 喬, 岩瀬真生, 他：大阪大学医学部附属病院における生体腎移植術前精神科面接について. 精神医学, 50: 187-196, 2008.
25) Dew MA, Jacobs CL, Jowsey SG, et al.: Guidelines for the psychosocial evaluation of living unrelated kidney donors in the United States. Am J Transplant, 7: 1047-1054, 2007(b).
26) Olbrisch ME, Benedict SM, Haller DL, et al.: Psychosocial assessment of living organ donors: clinical and ethical considerations. Prog

Transplant, 11: 40-49, 2001.

27) Steiner RW, Frederici CA: The education and counseling process for potential donors and donor attitudes after living kidney. In: Steiner RW, ed. Education, evaluating, and selecting living kidney donors, pp129-140, Kluwer Academic Publishers, Dordrecht/Boston/London, 2004(b).

28) Appelbaum PS: Clinical practice. Assessment of patients' competence to consent to treatment. N Engl J Med, 357: 1834-1840, 2007.

29) Sajjad I, Baines LS, Salifu M, et al.: The dynamics of recipient-donor relationships in living kidney transplantation. Am J Kidney Dis, 50: 834-854, 2007.

30) 野間俊一, 林 晶子, 林 拓二：生体肝移植ドナーの精神医学的諸問題. 臨床消化器内科, 20(12): 1711-1716, 2005.

31) Simmons RG, Hickey K, Kjellstrand CM, et al: Donors and non-donors: the role of the family and the physician in kidney transplantation. Seminars in Psychiatry, 3: 102-115, 1971.

32) 野間俊一, 林 晶子, 上原美奈子, 他：生体臓器移植ドナー候補者に対する精神医学的評価――

肝移植患者の心理社会的長期経過調査より. 総合病院精神医学, 22(4): 331-337, 2011.

33) Ross LF, Thistlethwaite JR, Committee on Bioethics: Minors as living solid-organ donors. Pediatrics, 122(2): 454-461, 2008.

34) Olbrisch ME, Levenson JL, Newman JD: Children as living organ donors: current views and practice in the United States. Curr Opin Organ Transplant, 15(2): 241-244, 2010.

35) Nishimura K, Kobayashi S, Ishigooka J: Psychiatric history in living kidney donor candidates. Curr Opin Organ Transplant, 17(2): 193-197, 2012.

36) Jeste DV, Depp CA, Palmer BW: Magnitude of impairment in decisional capacity in people with schizophrenia compared with normal subject: an overview. Schizophr Bull, 32: 121-128, 2006.

37) Oketani M, Ido A, Tsubouchi H: Changing etiologies and outcomes of acute liver failure: A perspective from Japan. J Gastroenterol Hepatol, 26 Suppl 1: 65-71, 2011.

38) Ann Simpson M, Kendrick J, Verbesey JE, et al.: Ambivalence in living liver donors. Liver

Transpl, 17(10): 1226-1233, 2011.

39) Schulz KH, Kroencke S: To donate or not to donate: decision making and psychosocial determinants in living liver donation. Transplantation, 92(8): 846-847, 2011.

40) Uehara M, Hayashi A, Murai T, et al.: Psychological factors influencing donors' decision-making pattern in living-donor liver transplantation. Transplantation, 92(8): 936-942, 2011.

41) Parikh ND, Ladner D, Abecassis M, et al.: Quality of life for donors after living donor liver transplantation: a review of the literature. Liver Transpl, 16(12): 1352-1358, 2010.

42) Sotiropoulos GC, Radtke A, Molmenti EP, et al.: Long-term follow-up after right hepatectomy for adult living donation and attitudes toward the procedure. Ann Surg, 254(5): 694-700, 2011.

43) 猪股裕紀洋, 梅下浩司, 上本伸二 : 肝移植症例登録報告（日本肝移植研究会）. 移植, 46(6): 524-536, 2011.

44) Burra P, Senzolo M, Adam R, et al.; ELITA; ELTR Liver Transplant Centers: Liver transplantation for alcoholic liver disease in

Europe: a study from the ELTR (European Liver Transplant Registry). Am J Transplant, 10(1): 138-148, 2010.

45) Schuckit MA: Alcohol-use disorders. Lancet, 373(9662): 492-501, 2009.

46) DuBay DA, Holtzman S, Adcock L, et al.: Adult right-lobe living liver donors: quality of life, attitudes and predictors of donor outcomes. Am J Transplant, 9(5): 1169-1178, 2009.

索 引

A to Z

appreciation	26
black sheep	10
competency	25
cooling-off periods	22
expressing a choice	26
non-maleficence	19
reasoning	26
understanding	25

あ

アルコール依存症	61
アルコール性肝障害	61
意思決定支援	45, 47
意思決定能力	21, 25, 33
意思撤回	22, 58
移植外科	41
移植コーディネーター	41
移植商業主義	5
移植ツーリズム	5
移植のための渡航	5
イスタンブール宣言	4, 5, 6
インフォームド・コンセント	7, 56

か

海外渡航移植	4
回復可能な一時的状況	42
カウンセリング	59
家族	15, 52, 59
──の承諾	2
肝移植	2
急性ストレス障害様の精神症状	42
緊急移植	40, 57
高次脳機能障害	39
考慮期間	22, 42
骨髄移植	1
個別面接	23

さ

再飲酒	61
再生能力	2
サポート態勢	22
自己決定能力	25
──に疑いがある者	26
死体からの臓器提供	4
自発性	20, 23
自発的意思	21
──の確認	20
術前ドナー評価	35
腎移植	2
親族	20
心停止	1
──移植	1
心的葛藤	43

心理社会的な視点	23
心理的な圧力	10, 25
心理的なアフターケア	32
スケープゴート	34, 39
精神疾患	37, 38
精神障害者	26
精神症状	38
生体移植	1
生体肝移植	10
生体腎移植	2
生体臓器移植	15, 19
生体ドナー	4, 19
——からの臓器提供	4
生体部分肝移植	2
切迫した状況	42
セルフケア	22
臓器移植	1
——法	1, 2
臓器取引	5
臓器売買	21

た

「第三者」	13, 27
——としての中立性	15
——によるドナーの自発意思の確認	10
代替医療	56
知的障害	39
中立性	17
——の担保	17
中立的な立場	53
長期的な視点	22
治療同意能力	25

提供の強制	25
同意能力	25
同席面接	23
透明性	17
特例	21
ドナー候補者とレシピエントの関係性	23
ドナー候補者を守る	20
ドナーのQOL	43
ドナーの苦痛	55
ドナー評価	41
ドナー保護	34

な

日本移植学会倫理指針	7, 45, 65
任意性	20
認知症	39
脳死	1
——移植	1
——肝移植	2, 10

は

賠償要求	9
話を聴くこと	51
判断能力	25
皮膚／角膜移植	1
フィードバック	53
報酬目的の提供	21

ま

未成年者	21, 35

無害性	19
──の担保	19
無償性	20
面接中の中立的な態度	16

ら

利益供与	21
リスク・ベネフィット	27
リスクマネージメント	17
レシピエント移植コーディネーター	48
レシピエントへの過大な期待	9

生体臓器移植ドナーの意思確認に関する指針

2013年11月28日　初版第1刷発行

編　集	日本総合病院精神医学会
	治療戦略検討委員会・臓器移植関連委員会
発行者	石　澤　雄　司
発行所	株式会社　星和書店

東京都杉並区上高井戸1-2-5　〒168-0074
電話　03(3329)0031(営業)／03(3329)0033(編集)
FAX　03(5374)7186(営業)／03(5374)7185(編集)
http://www.seiwa-pb.co.jp

©2013　星和書店　　Printed in Japan　　ISBN978-4-7911-0861-9

- 本書に掲載する著作物の複製権・翻訳権・上映権・譲渡権・公衆送信権(送信可能化権を含む)は㈱星和書店が保有します。
- JCOPY 〈(社)出版者著作権管理機構 委託出版物〉
本書の無断複写は著作権法上での例外を除き禁じられています。複写される場合は，そのつど事前に(社)出版者著作権管理機構(電話 03-3513-6969，FAX 03-3513-6979, e-mail: info@jcopy.or.jp)の許諾を得てください。

書名	編者	仕様
# せん妄の治療指針 日本総合病院精神医学会治療指針1	薬物療法検討 小委員会（委員長： 八田耕太郎）編	四六変型 （縦18.8cm× 横11.2cm） 68p 1,500円
# 静脈血栓塞栓症 予防指針 日本総合病院精神医学会治療指針2	日本総合病院 精神医学会 教育・研究委員会 （主担当： 中村 満）編	四六変型 （縦18.8cm× 横11.2cm） 96p 1,800円
# 身体拘束・隔離の指針 日本総合病院精神医学会治療指針3	日本総合病院 精神医学会 教育・研究委員会 （主担当： 八田耕太郎）編	四六変型 （縦18.8cm× 横11.2cm） 112p 2,200円
# 急性薬物中毒の指針 日本総合病院精神医学会治療指針4	日本総合病院 精神医学会 治療戦略検討 委員会（主担当： 上條吉人）編	四六変型 （縦18.8cm× 横11.2cm） 132p 2,400円
# 向精神薬・身体疾患治療薬の 相互作用に関する指針 日本総合病院精神医学会治療指針5	日本総合病院 精神医学会 治療戦略検討 委員会 編	四六変型 （縦18.8cm× 横11.2cm） 296p 3,500円

発行：星和書店　http://www.seiwa-pb.co.jp
※価格は本体（税別）です